SAUVEGARDE DU FUTUR

Les impliqués
Éditeur

Fondée en 2014, notre maison d'édition se consacre à la publication d'ouvrages relevant de divers domaines : littérature, récits personnels, premiers romans et nouvelles, essais en sciences humaines, religion, économie, etc.

Les impliqués ont pour vocation de publier, après sélection, les manuscrits qui leur sont confiés. Ils proposent ainsi aux auteurs de faire de leur projet d'écriture une réalité et d'éditer, après une réelle collaboration avec eux, leur ouvrage issu de leurs souvenirs, de leur imagination, de leurs rêves, de leur recherche ou encore de leur travail.

Didier Gailliègue

SAUVEGARDE DU FUTUR

Une projection émotionnelle

Les impliqués
Éditeur

Du même auteur

L'intelligence émotionnelle. Éditions L'HARMATTAN, 2016.

L'entreprise émotionnelle. Éditions L'HARMATTAN, 2017.

Maîtriser votre intelligence émotionnelle. Éditions L'HARMATTAN, 2018.

La retraite émotionnelle. Éditions L'HARMATTAN, 2022.

5-7, rue de l'École-Polytechnique – 75005 Paris
www.lesimpliques.fr
contact@lesimpliques.fr
ISBN : 979-10-428-0365-0
EAN : 9791042803650
Pour l'envoi de vos manuscrits : voir à la fin de cet ouvrage

PRÉAMBULE

Un livre n'existe que pour ses lecteurs : il est donc incontournable de faire preuve de considération en expliquant les raisons de l'écriture de ce cinquième opus. Elles sont multiples et, dans ma tête d'écrivain, il me semble nécessaire de les présenter dans un ordre de priorité, liberté étant donnée à chacune et chacun de bousculer cette hiérarchie.

Mes premières recherches sur l'intelligence émotionnelle datent de neuf années. C'était le début d'un long cheminement qui a conduit à bien des aventures :

- Recherches sur la biologie cellulaire, la naturopathie, la médecine intégrative, la physique quantique, des études sur la conscience humaine et la dimension spirituelle pour ne citer que les principales. Il paraissait donc indispensable de faire un nouvel état des lieux illustrant les six dimensions de cette exceptionnelle compétence. Une occasion de prouver que le développement de cette faculté conduit à parcourir d'autres mondes impactant ce que l'on pourrait dénommer comme étant une nouvelle conscience de la vie,
- Les émotions représentent un levier et une incroyable énergie pour notre développement

personnel. Il semblait utile de donner de multiples illustrations conduisant à la prise de conscience que chaque Être humain contient en lui des potentialités allant bien au-delà des dimensions matérielles dans lesquelles il est incarné,

- L'option de concevoir l'apport de connaissances sous la forme d'un roman de science-fiction permet une acquisition dans des conditions distractives en évitant le phénomène de « la science triste ». Il n'y a pas d'opposition entre la distraction, le plaisir de suivre un « thriller » et l'élargissement de son champ de conscience. Nous subissons toutes et tous l'arrivée quotidienne d'informations provoquant l'anxiété, voire la tristesse. Pourquoi ne pas apprendre dans la détente et le plaisir ?
- Les paradigmes de la science matérialiste ont conduit à ce qui a été pompeusement baptisé la « civilisation occidentale ». Nous le ressentons profondément : le système est en train de craquer à tous les points de vue : économique, géopolitique, écologique, santé… Quelques pionniers ont récemment mis en avant les vertus de la science « post-matérialiste ». Cette approche a l'avantage de faire ressurgir des valeurs essentielles de la vie en appelant à un regain de spiritualité. Une journaliste bien connue a d'ailleurs publié un livre sur le sujet[1]. L'intelligence émotionnelle trouve toute sa place en tant que facteur d'adaptation,
- La physique quantique commence à procurer beaucoup d'applications à bien des égards. Notion

---

[1] « *Reconquérir le sacré* », Sonia MABROUK, éditions de L'observatoire, mars 2023.

abstraite pour beaucoup, il était nécessaire de vulgariser cette discipline sans pour autant mettre en œuvre les nombreuses connaissances scientifiques. Ce roman conduira, je l'espère, à une approche simple mais, surtout, source d'espoir,
- Heureusement, nous évoluons et, comme le disait SOCRATE : « l'expérience est une science ». Il était temps de rassembler plusieurs pièces du puzzle en prouvant que, non seulement, mon premier livre[2] garde toute sa place mais qu'il prend une nouvelle dimension,
- Le dernier objectif, plus personnel, et, forcément, le plus important pour votre serviteur : mes quatre premières publications ont été produites avec le soutien de celle qui a été ma compagne pendant plus de 50 ans. Dans la dimension où elle se trouve, je ressens qu'elle me demande de poursuivre le travail et elle tient souvent la plume (ou le clavier si vous préférez). C'est évidemment à elle que je dédie cet ouvrage.

Il ne me reste qu'à souhaiter aux lectrices et lecteurs d'avoir avec ce livre un compagnon distrayant et instructif. Si nous sommes dans ce monde et cette dimension, c'est pour trouver les bonnes solutions d'adaptation. L'intelligence émotionnelle en est une qui ne peut que grandir avec l'élargissement de la conception que vous aurez de l'extraordinaire aventure que nous vivons. Même si les

---

[2] « *L'intelligence émotionnelle* », Didier GAILLIEGUE, éditions L'HARMATTAN, 2016.

circonstances sont difficiles, comme le dit la chanson, il y a de nombreuses raisons d'espérer[3].

---

[3] Chanson de Johnny HALLIDAY issue de son album de 2015.

INTRODUCTION

L'action se déroule en 2108. Cette date n'est pas innocente pour certains lecteurs initiés. Elle permet au héros de ce roman, un certain John CARTER, de vivre la réincarnation de sa conscience avec un âge de 40 ans.

Il vit sur une planète très lointaine, Terra Nova, située dans la galaxie Andromède : une galaxie à 2 millions ½ d'années-lumière. Celle-ci contient deux fois plus d'étoiles que la galaxie où se situe la Terre. Une planète plus jeune et beaucoup mieux préservée, nous aurons l'occasion d'en analyser les raisons. Terra Nova a des dimensions assez proches de celles de la Terre. Ènergia est son étoile source d'énergie avec une distance assez proche de celle que nous avons du soleil. Beaucoup de similitudes : durée des journées, vitesse de rotation autour de son étoile, inclinaison qui procure, comme sur Terre, des rythmes saisonniers. Mais les différences s'arrêtent là car cette planète a une fréquence vibratoire plus élevée[4] due à une circonférence moindre de 32 000 kilomètres qui génère une fréquence de 9,375 Hz (au lieu de 7,83 Hz). Biologiquement, cet aspect est loin d'être neutre. Par ailleurs la population de TERRA NOVA est d'environ 2 milliards d'individus, ce qui permet un équilibre général

---

[4] Voir dans « *L'intelligence émotionnelle* », éditions L'HARMATTAN p. 192 : la fréquence de SCHUMANN.

« ressources-consommations ». Démographiquement, il est conseillé aux familles de se limiter à 2 enfants même si chaque couple conserve une liberté de procréation. Les températures sont similaires mais la luminosité est plus grande. Si la composition de l'atmosphère est identique, d'autres différences notables :

- Une absence de pollution chimique,
- Une biologie du vivant protégée de la pollution électromagnétique,
- Des sources d'énergie inépuisables grâce à une maîtrise de la fusion nucléaire[5].

Voilà pour le décor général. Les actions qui suivent permettront d'illustrer les autres aspects qu'il s'agisse des valeurs sociétales, de la politique, de l'économie, de la biologie, de la santé. Bien évidemment, les paradigmes généraux de la vie sur cette planète sont très différents de ceux en vigueur sur Terre qui, en 2108, est dans un état bien triste à tous égards.

---

[5] **Fusion nucléaire** : elle dégage une quantité d'énergie colossale. C'est le principe de fonctionnement de notre soleil. Avantages : disponibilité du combustible (deutérium et tritium), peu de déchets. Malgré des efforts de recherche depuis 1950, le processus n'est toujours pas maîtrisé sur Terre alors qu'il l'est sur Terra Nova.

Chapitre 1 : LA JEUNESSE DE John CARTER

John est né en 2068 au sein d'une famille de deux enfants. Il a une sœur aînée, Amélie, qui est arrivée sur Terra Nova en 2063. Un père négociant et fin « businessman », une mère commerçante mais réservant une grande partie de son temps à l'éducation des deux enfants.

Les moyens matériels de la famille sont largement suffisants. Cela dit, sur cette planète, il y a différentes classes sociales mais aucune pauvreté. Les écarts proviennent de l'éducation et du travail individuel mais sont beaucoup moins marqués que sur Terre avec plus de considération pour tout travail effectué.

Les nations sont peu nombreuses : une vingtaine au total avec des États qui se répartissent les activités en fonction des ressources locales. Il y a un gouvernement planétaire constitué des chefs d'États dont le rôle est de coordonner les orientations. Chaque pays conserve ses spécificités avec sa souveraineté, ses races, sa culture son économie générale.

Une grande différence : le secteur public se charge de l'instruction, l'éducation étant réservée à la cellule familiale. Les valeurs spirituelles sont de mise mais il n'y a pas de religions temporelles. Toutes et tous reconnaissent un créateur avec des représentations en correspondance avec les évolutions personnelles. La collectivité est profondément respectée car elle est considérée comme devant permettre à chaque individu de poursuivre son parcours.

La nature et le vivant sont protégés car constituant un cadre voulu par la conscience universelle. Terra Nova est prêtée pour permettre les évolutions individuelles présentes et futures.

C'est dans cet environnement que John est éduqué et instruit avec compréhension mais fermeté car la sélection intellectuelle est forte. Les enseignants, considérés comme consacrant leurs vies à l'instruction permettant un développement matériel au bénéfice de la collectivité, ont un statut social de premier rang.

L'armée est fédérale : il ne s'agit pas de défendre le pays mais de protéger la planète. Bien sûr, chaque État a sa police intérieure mais les effectifs sont réduits : les individus respectent naturellement tout ce qui appartient à la collectivité.

John devient un bon élève car ses parents ne font pas de concession sur la valeur travail. Son éducation est très vite centrée sur sa conscience émotionnelle. C'est une base qui doit conduire ses pensées et, donc, son comportement général. Le tout se déroule dans la gaieté et l'humour qui est perçu comme faisant partie de l'intelligence de la vie. Pas de grands discours mais l'exemplarité.

Sur le plan spirituel, la liberté demeure grande. Sa maman lui fait régulièrement prendre conscience de la réalité de l'univers, de ses modes de fonctionnement. Libre à lui de poser des questions à ses parents lors des repos de fin de semaine. Les réponses sont formulées sous forme d'hypothèses pour contraindre John à réfléchir par lui-même. L'analyse est préférée aux dogmes.

Comme tout enfant, John fait des bêtises et commet des erreurs. Ses parents lui font comprendre que les erreurs passées sont les chances futures mais qu'il est essentiel de ne pas céder à la récidive.

Très vite, John retrouve une passion issue de ses vies antérieures : le transport aérien. Il souhaite en faire son activité professionnelle et orientera ses études dans cette direction. La maîtrise des énergies et le développement technologique feront que cette passion aérienne se transformera également pour évoluer vers le transport intersidéral, ce qui nécessitera des études poussées en physique quantique afin de gérer les aspects de la téléportation provenant de l'intrication quantique. Nous reviendrons sur ce point. La motivation de John est suffisamment forte pour passer d'une forme d'indolence à un fort investissement intellectuel. Bien accompagné par ses parents et sa sœur, il franchira le cap des études générales pour se spécialiser dans une école d'aéronautique et d'astronautique. Plus de 7 ans d'études après les enseignements généraux !

Une rencontre avant la fin de ses études a beaucoup préoccupé ses parents. A l'occasion d'une sortie, il retrouve son « âme-sœur », une dénommée Ange-Marie qui lui accordera sa confiance et l'accompagnera une nouvelle fois dans cette incarnation. Elle était très belle mais aucun homme ne viendra perturber son choix. Pour John, pas d'hésitations. Il dit à ses parents : ce sera elle et rien ne pourra m'arrêter ». Surprise des parents qui constatent tout de même l'attachement de John à ses études et à sa future activité professionnelle. Ange-Marie avait déjà un métier d'enseignante. Ils décideront de vivre ensemble deux années avant la fin des études de John. Pas toujours simple matériellement mais, finalement, tout se passera bien.

Une journée marquante pour John : celle de l'année 2086 où il fût pour la première fois laissé seul à piloter un aéronef. Sensation forte accompagnée d'un sentiment de « déjà vécu ». Inutile de dire qu'il obtiendra rapidement son 1er document officiel autorisant le pilotage de ce type d'engin.

Il fallait tout de même faire « bouillir la marmite » car le couple avait du mal à vivre convenablement ; John finira ses deux années d'études en travaillant sans réelle motivation au sein d'un établissement financier. Diplôme en poche, il sollicite un emploi chez un constructeur d'aéronefs renommé et apprendra beaucoup pendant 5 ans sur ces appareils volants car sa fonction fut celle de ce qu'on appelait « ingénieur » sur Terre. Poursuivant parallèlement ses heures de pilotage, il parvint à se faire embaucher par une entreprise de transport aérien. Une activité convenablement rémunérée qui lui permet d'acquérir une grande expérience sur les lignes régulières de ce transporteur. En 2098, survient un concours des services officiels de son pays pour participer aux vols spatiaux. Déception car il n'est pas admis avec cependant une mention lui suggérant de repasser le concours deux ans après. Cette fois sera la bonne et de 2100 à 2102, formation complémentaire intensive.

Sans les suggestions d'Ange-Marie, il ne se serait pas représenté. Pendant 6 années, il cumulera de nombreuses expériences de vols interplanétaires. Ne comptant pas ses heures de travail, il se fera repérer avec des états de service assez élogieux.

Arrive l'année 2108, date de début d'une aventure assez extraordinaire.

Chapitre 2 : LA PLANÈTE TERRE EN 2108

Le moins que l'on puisse dire est que la planète Terre se trouve dans une situation dramatique à tous égards. Les problèmes ont commencé au début du 21ème siècle avec une pandémie bien moins grave que ce qu'on a bien voulu en dire. Les chiffres et les scientifiques le prouveront. Mais les systèmes économiques et ceux de production ont été très sérieusement perturbés au point de remettre en cause les valeurs occidentales basées sur une science matérialiste soutenue par une économie strictement capitaliste qui oubliait que sa finalité était d'aider les hommes : l'outil était devenu une fin en soi.

S'en est suivie une redistribution géopolitique sans précédents : la Chine devient la 1ère puissance mondiale, la Russie poursuit son chemin en détenant la majorité des ressources énergétiques et minérales stratégiques, l'Inde avec sa démographie et son système éducatif avait pris une place dans le peloton de tête, le continent africain plonge dans la pauvreté avec ses surpopulations. Les terroristes profitent des flux migratoires en aidant l'Islam à s'imposer. Un contexte qui conduit les États-Unis à un isolationnisme économique et militaire. L'Europe, quant à elle, est incapable de mettre en place une orientation fédérative basée sur le respect des souverainetés nationales de ses membres, préférant le règne d'une technocratie inutile. Sa monnaie explosa, plongeant les classes moyennes de ses principaux pays dans un appauvrissement de près de 30%. POUTINE en profita pour reconstituer l'ancienne U.R.S.S. et la Chine, subtilement, annexa TAÏWAN par l'économie.

La France, qui avait été si brillante du temps du Général de GAULLE, s'est littéralement effondrée sur elle-même à la suite du mandat de son Président Emmanuel MACRON : économie laminée, système éducatif détruit, absence totale de sécurité publique, Islamisation du pays consécutive à une immigration incontrôlée. Les nombreuses défaillances d'entreprises ne permettaient plus de nourrir une administration pléthorique. Les politiques se battaient sur une répartition des richesses que le pays ne savait plus produire. Les organisations syndicales, afin de maintenir leur nombre d'adhérents, ont multiplié les grèves, accélérant par là la chute du pays. La mise sous tutelle due à un endettement stratosphérique a achevé la perte de son rayonnement sur le plan international.

L'économie mondiale était construite sur la croissance de la consommation et ce qui devait arriver…arriva ! Les ressources de la Terre se sont épuisées. De nombreux pays se sont trouvés privés d'eau, d'énergie, de minéraux stratégiques. Les crises sociétales se sont multipliées, les guerres également.

L'équilibre de la planète reposait sur une population de 2 milliards d'individus. En 2035, on en comptait 9 milliards. Phénomène aggravant : une pollution atmosphérique qui a généré un réchauffement climatique dont l'agriculture ne se remettra pas. Ce fut l'incroyable retour des famines. Lourd tribut également pour la biodiversité avec la pollution électromagnétique. De nombreuses études avaient pourtant averti[6] des risques sanitaires. Cerise sur le gâteau, l'eau potable devient rare et affiche des coûts prohibitifs.

Conséquence logique : l'espérance de vie a diminué chaque année à partir de l'an 2035. A la fin du siècle, elle repasse sous la barre des 75 ans et le nombre d'années en mauvaise santé explose en représentant presque 25% d'une vie.

Il ne s'agit pas de dresser un catalogue de tous les problèmes mais d'en déduire qu'il n'y a plus beaucoup d'espoir, ni de perspectives. Même si cela ne conduit pas à l'optimisme, de nombreuses analyses scientifiques[7] tirent la sonnette d'alarme.

Les populations des pays dits « développés » sont totalement désorientées avec des institutions politiques devenues totalement inopérantes à l'instar des principales institutions internationales comme l'O.N.U. ou le F.M.I. qui disparaissent avant 2050. Toute structure organisée finit par se mettre à son propre service en oubliant ses finalités.

La fin du 21ème siècle verra un classement ses systèmes politiques des pays en deux grandes catégories :

- Les dictatures politiques et/ou religieuses fondées sur des dogmes,
- Les démocraties qui n'en sont plus avec des institutions détournées par ses « élus ».

---

[6] Mail de **PURE SANTÉ** du 6 juin 2024. Etudes scientifiques à consulter sur le site : www.cem-vivant.com .

[7] Il suffit au lecteur de consulter les documentations sur le web.

Emeutes, insurrections, violences, désordres fonctionnels, guerres civiles et internationales…la liste est malheureusement longue. Beaucoup de souffrances et peu de pays sont épargnés. Conséquences de civilisations techniciennes qui n'ont eu des projets que pour les choses et non pour les hommes.

Quelques minorités se réfugient dans la spiritualité en espérant des jours meilleurs grâce à une restauration des valeurs « post-matérialistes ». Elles sont conscientes que les paradigmes de l'ancien Monde conduisent à une destruction planétaire et attendent l'apparition de nouvelles valeurs. La technologie a accéléré l'acquisition de connaissances sans les abriter avec des principes adaptés. C'est tout le problème de l'intelligence artificielle : beaucoup de données avec un traitement très rapide mais une conscience humaine qui ne parvient plus à la maîtrise. Un Monde plus rationnel qui se « plantera » plus vite car strictement matérialiste : une sorte de tour de Babel technologique.

Comme toujours, certains vivent moins mal que d'autres, parvenant à se nourrir et à se soigner mais, globalement, la situation est incroyablement épouvantable à vivre et, pourtant, bien réelle. Nous sommes très loin de la douceur environnementale de Terra Nova.

Chapitre 3 : UNE CONVOCATION

Une fin de journée habituelle pour John qui, à l'aide de son véhicule entièrement programmé, rentrait dans sa sympathique demeure pour retrouver Ange-Marie et ses deux enfants : Déborah, une fille de 10 ans et Michel, un garçon de 7 ans.

Le dîner léger du soir était prêt. John et Ange-Marie échangent sur leurs activités respectives de la journée passée. Survient un appel holographique[8] du supérieur hiérarchique de John, monsieur SCHMITT. Un évènement très rare qui conduit John à accepter immédiatement :

- Vraiment navré de perturber votre soirée, John, mais nous sommes convoqués tous les deux demain matin à 9H chez notre ministre des affaires sidérales. La raison est secrète mais, d'après le chef de cabinet du ministre, très positive en ce qui vous concerne. Je n'en sais pas plus mais nous devons y aller ensemble. Vu le délai, je n'ai pu faire autrement que de vous déranger à domicile. Je passe vous prendre à 8H30 et d'ici là, passez une bonne nuit.

---

[8] **Holographie** : procédé permettant la restitution d'une image en trois dimensions.

Stupéfaction de John qui devint tout de même un peu soucieux.

- Je te préviens tout de suite, dit Ange-Marie, si c'est pour un poste politique, je ne suis pas d'accord. Nous sommes très heureux ainsi et je n'ai rien à faire d'une situation sociale honorifique.
- Ne te tracasse pas car, à mon avis, il ne s'agit pas de cela. J'aurais déjà perçu des indices. C'est plus important et ça m'inquiète. Tu te rends compte : une convocation du ministre avec mon N+1 ! De quoi s'agit-il ?
- Il a dit que c'était positif pour toi, donc, ne gamberge pas. Tu verras bien demain matin. Allez, on passe à table car les enfants ne doivent pas se coucher tard.

Une suite de soirée normale mais John s'est efforcé de trouver les mots pour parvenir à exprimer son sentiment d'inquiétude. Intérieurement, il souhaitait influencer son émotion afin de parvenir à une humeur plus positive, histoire de ne pas conserver dans son inconscient une « ancre[9] » négative en la remplaçant par un sentiment positif. Il s'agit d'une application de la deuxième composante de l'intelligence émotionnelle[10]. Après la prise de conscience d'une émotion, il faut l'analyser et faire en sorte de générer un comportement favorable. Une pensée négative ne s'efface jamais : elle se remplace. Chose faite

---

[9] En **PNL** (Programmation Neuro Linguistique), l'ancre est un stimulus qui déclenche une réaction automatique. Elle peut être négative ou positive.

[10] Voir dans « *L'intelligence émotionnelle* », éditions L'HARMATTAN (2016), les 6 composantes de l'intelligence émotionnelle. P 97 à P 119.

et John passa une bonne nuit. Sa conjointe avait préparé un habillement sobre mais esthétique pour l'entretien avec le ministre.

A 8H30 précises, le chef de John passa et ils partirent au ministère. Pas d'encombrements avec une circulation régulée automatiquement. A 8H55, ils entrèrent dans un bâtiment fonctionnel et d'une belle architecture. A l'heure prévue, l'huissier ouvrit la porte du bureau du ministre. Un homme souriant, aimable et détendu dont le charisme impressionna tout de même John.

- Bonjour messieurs et heureux de faire votre connaissance. Excusez-moi pour le délai très bref de cette convocation mais il m'était impossible de faire autrement. Nous sommes en début de journée et je vous propose de prendre une petite boisson naturelle énergétique car je suppose que vous avez déjà consommé un copieux déjeuner matinal.

C'était exact car le premier repas de la journée constituait une véritable institution avec une composition très orientée sur la prévention santé et comportait des aliments frais et adaptés. Le ministre poursuivit :

- Monsieur CARTER, j'ai consulté vos états de service et votre dossier comportemental. En préalable, je tiens à vous féliciter pour ce parcours d'apprentissage très utile pour notre nation. Il m'appartient de vous donner un ensemble d'informations pendant cet entretien qui doit durer 1 heure en vous demandant à l'un et l'autre de ne formuler aucune décision avant demain midi. Il est indispensable d'obtenir vos accords conjoints : le vôtre, monsieur SCHMITT, car monsieur CARTER fait partie de votre équipe et, bien évidemment, celui de votre collaborateur en tant que responsable de mission. Vous aurez plus de 24H pour réfléchir ensemble. Je sais que c'est court mais vous allez comprendre qu'il y a urgence. Nous sommes au deuxième mois de l'année et la mission doit se faire au mois de mai. Des questions ?

- Non, monsieur le ministre répondit monsieur SCHMITT, car c'est la suite qui nous intrigue,
- Parfait, dit-il. Je vais donc vous décrire le contenu de la mission qui a été décidée par l'instance planétaire et attribuée à notre pays. La situation de la planète Terre devient dramatique : entre les pollutions, les guerres, l'absence des valeurs indispensables à l'évolution de la vie universelle, nous craignons une issue fatale conduisant à l'autodestruction. Cette planète a connu un développement brillant jusqu'à la fin du 19 siècle. Preuve en est : nous avons adopté son calendrier ! Mais ensuite, elle s'est orientée vers un matérialisme total reniant toute forme de spiritualité avec un épuisement rapide de toutes ses ressources. Les valeurs morales permettant une poursuite harmonieuse de la vie et des développements individuels ont disparu. La haine, l'envie, la jalousie sont devenues le socle comportemental de la majorité des populations. Le matérialisme scientifique a fait oublier que la nature est un maillon incontournable de la chaîne vitale. Malheureusement, l'issue va être fatale même si nous avons encore du mal à déterminer la cause finale de la destruction et son moment. Vous me suivez ?

- Oui, oui répondirent en chœur ses deux interlocuteurs, monsieur SCHMITT faisant part de son étonnement sur la gravité de la situation vécue sur la Terre,
- Effectivement, approuva le ministre, nous avons également été surpris mais l'accumulation des problèmes et leur diversité provoquent une synergie négative avec une évolution exponentielle. Je vais donc entrer dans les détails afin que vous puissiez prendre une décision rapidement.
  Notre instance planétaire se doit de donner une chance aux terriens qui se sont efforcés d'évoluer positivement dans ce cadre calamiteux. Chaque pays de Terra Nova a la responsabilité de plusieurs zones géographiques de la Terre. En ce qui nous concerne, quatre pays sont concernés : la Belgique, la France, l'Espagne et le Portugal. Cela représente un peu pus de 2000 personnes à récupérer et à faire venir sur notre planète. Il s'agit d'adultes avec leurs enfants, le nombre de ces derniers ne dépassant pas le chiffre de 4 par famille compte tenu des sélections déjà effectuées dans le plus grand secret par notre département de « L'Insertion des Étrangers à la Planète ». D'après les informations dont je dispose, les enfants et adolescents seraient environ 500. Point important, la représentation n'est pas proportionnelle aux populations de chaque pays. La plus faible est la France, la plus importante étant celle du Portugal. Disons que c'est une conséquence du niveau de conscience collective de chacun de ces pays.

John ne pût s'empêcher d'interrompre le ministre :

- Mais, monsieur le ministre, quels sont les critères de sélection ?
- Bonne question qui appelle des réponses assez simples et logiques. Chaque individu a une fréquence vibratoire en correspondance avec son niveau d'évolution spirituelle. Cette donnée a été appliquée pour les adultes avec un seuil minimum pour les enfants. Il s'agit d'accueillir des personnes avec la garantie d'une potentielle bonne évolution et, donc, d'une insertion réussie sur notre planète. Dans le même ordre de préoccupation, des critères concernant les capacités intellectuelles et biologiques ont été mis en place. Le total du sauvetage représentera moins de 50 000 personnes pour notre planète sur les 9 milliards d'habitants résidant sur Terre. C'est une question de respect du fonctionnement des lois universelles.

A son tour, monsieur SCHMITT posa une question :

- Les sélections sont-elles déjà faites et les intéressés sont-ils informés ?
- Depuis plusieurs mois nous avons envoyé des dizaines de nos agents qui ont enquêté très finement et contacté les adultes retenus précisa le ministre. Les consignes de secret ont été extrêmement strictes et ils ont été prévenus d'une mise sous surveillance totale. Nos moyens, comme vous le savez, étant très efficaces en cette matière, allant jusqu'au décryptage des pensées. Pour l'instant, ils n'ont pas l'autorisation de prévenir leurs enfants, ni leurs parents ou d'autres membres de leurs familles et encore moins leurs amis. Malheureusement, certains terriens ont déjà commis des infractions. Ils ont été mis hors d'état de nuire avant de pouvoir

communiquer ou faire quoique ce soit. Même si c'est difficile, la règle doit être appliquée. Leurs vies n'ont pas été supprimées mais nous sommes intervenus directement sur leurs cerveaux.

Tout en conservant son calme et sa courtoisie, le ministre fit comprendre qu'il devait reprendre l'initiative pour donner les autres informations.

- La mission de monsieur CARTER consistera à aller chercher ces 2000 personnes et à les ramener sur Terra Nova. Cela comprend le voyage mais également un travail de formation intense de ces personnes concernant l'adaptation à cette rupture et l'optimisation de leur insertion. La durée prévue est de cinq semaines : une semaine pour se rendre sur place, 36 heures pour l'embarquement, le reste pour le retour comprenant la formation. Bien sûr, à l'aller comme au retour, il y aura les périodes de téléportations quantiques. Monsieur CARTER n'aura pas à gérer les sélections des 500 personnes qui assureront l'accompagnement mais sera chargé avec vous, monsieur SCHMITT de leur recrutement. 3 personnes seront dédiées au pilotage, 10 à la maintenance de l'appareil, 10 à la sécurité, 40 pour l'hébergement et l'alimentation, le reste accompagnera en assurant la formation. Liberté est donnée à monsieur CARTER pour constituer son comité de direction. Enfin, nous souhaitons un poste pour les opérations culturelles et artistiques car l'évolution sur Terra Nova, vous le savez, comprend cette dimension stratégique. En plus de ses fonctions de commandant de bord, monsieur CARTER aura donc la responsabilité de l'ingénierie du programme de formation. Tout cela doit être préparé en trois mois d'où la brièveté du délai de réflexion qui vous est accordé. Au total, notre planète effectuera durant cette période une vingtaine de missions. Avant de vous passer les dernières consignes, je suis à votre écoute et à votre disposition.

Question de John :

- S'agit-il d'un aéronef spécial ?
- Non, répondit le ministre. C'est un engin que vous connaissez bien : le Galacticia. Vous avez déjà toutes les qualifications et l'utilisez régulièrement dans vos activités chez nous. Il y a quelques différences dans les logiciels de navigation, un avitaillement adapté aux terriens et, surtout, l'adjonction de dispositifs de sécurité. Il est prévu pour vous une vingtaine d'heures de formation sur ces points.

Effectivement, l'engin avait été conçu depuis plusieurs années avec une propulsion reposant sur quatre moteurs fonctionnant à partir de la fusion nucléaire et deux dispositifs utilisant les forces de gravitation des astres rencontrés sur le parcours. L'ensemble permettait de dépasser la vitesse de la lumière[11]et les matériaux étaient composés de molécules compatibles avec l'intrication quantique[12]pour la téléportation. Les moteurs assuraient également la production de l'énergie nécessaire à bord. Pour des raisons de sécurité, un seul moteur suffisait pour couvrir tous les besoins. Aspect important pour l'approche

---

[11] **Vitesse de la lumière** : 299 792 km/seconde.

[12] **Intrication quantique** : elle permet à des particules identiques de s'associer en dehors des notion d'espace et de temps.

finale sur Terre : un revêtement extérieur du vaisseau qui le rendait indétectable aux radars.

- Monsieur le ministre, dit monsieur SCHMITT, je commence à comprendre mais compte tenu des délais et de la charge de travail, comment s'organise-t-on avec John ?
- Je sais que cette charge de travail est énorme. En cas d'accords respectifs de votre part, il est prévu que monsieur CARTER soit déchargé à 100% de ses fonctions et vous à 50%. La mission comporte des risques et nous avons prévu pour monsieur CARTER une augmentation de 25% de sa rémunération durant celle-ci. Dans le même ordre d'idée et pour faciliter le recrutement, vous pourrez annoncer une augmentation de 15% à celles et ceux que vous souhaitez embaucher. Si vous n'avez pas d'autres questions, passons aux consignes de confidentialité :
    - Notre entretien est classé « grand secret » et je vous ferai signer un document rappelant les consignes, notamment le fait de n'en parler à personne et surtout pas à vos familles et amis.

Réaction immédiate de John :

- Mais mon épouse et mes enfants savent que vous m'avez convoqué et me demanderont des explications ce soir !
- Evidemment acquiesça le ministre, ma consigne est simple pour vous deux et valable vis-à-vis de vos familles, collaborateurs et amis : le pays vous confie une mission secrète nécessitant une mise à disposition immédiate et une absence de 5 semaines

à partir du mois de mai. Vous êtes tenus pénalement de respecter le « top secret ».

Concernant les recrutements, monsieur CARTER devra faire intervenir nos services de renseignements intérieurs qui disposent des fichiers listant les individus fiables dans les métiers concernés. Toute personne convoquée devra signer un engagement préalable. La description précise de la mission n'interviendra que 24 heures avant le départ et monsieur CARTER mettra à disposition de chaque recruté venant se former les salles totalement sécurisées de mon ministère. Bien sûr, interdiction formelle de prendre des notes.

- Mais, monsieur le ministre, poursuivit John, je suis incapable de gérer cette mission sans concevoir de documents !
- Nous y avons forcément pensé, dit le ministre en souriant. Occasion de vous dire que depuis hier soir votre ordinateur et votre téléphone sont sous contrôle. En cas d'accord de votre part, nous vous attribuerons un computeur spécifique et un téléphone dédié. Les deux seront sous contrôle et accessibles par deux collaborateurs de mon cabinet et moi-même. Je reconnais que cette mise sous surveillance est désagréable. Nous avons confiance en vous mais, comme chacun, vous n'êtes pas à l'abri d'erreurs. Sachez que notre Chef d'État m'a demandé un compte-rendu quotidien sur l'avancement de cette affaire depuis plusieurs mois et, comme vous, je suis surveillé ! Messieurs, notre entretien doit toucher à sa fin. Merci de lire soigneusement ce document et de le signer avant de partir.

Le ministre transmit à ses deux interlocuteurs un engagement de confidentialité : un risque de 6 mois de prison et une amende équivalente à deux mois de rémunération en cas d'infraction ! Les deux signèrent après une soigneuse lecture et une petite discussion très conviviale se déroula avant la fin de l'entretien.

Durant le trajet de retour, les échanges furent nombreux et ils convinrent de se voir le lendemain matin pour décider et contacter le ministre.

Intervient ici la troisième composante de l'intelligence émotionnelle : savoir éprouver et exprimer ses émotions. Cela suppose de pouvoir qualifier son émotion. L'annexe 10[13] de mon premier livre permet de trouver les qualificatifs. Pas toujours facile mais indispensable pour la prise de conscience, l'analyse et l'expression.

Dans l'immédiat, John et monsieur SCHMITT étaient tout de même secoués tout en étant flattés d'avoir été sollicités.

- Passez me voir demain à 9H, John, et nous analyserons nos décisions respectives. Bonne journée et...attention au respect des consignes !

Épouse au travail et enfants à l'école, en rentrant chez lui, John se contenta de prendre ses documents habituels et partit à son bureau qui était d'ailleurs proche de celui de monsieur SCHMITT.

---

[13] « *L'intelligence émotionnelle* », Didier Gailliègue, éditions L'HARMATTAN (2016), p 223.

Chapitre 4 : UNE DÉCISION

A son arrivée, l'assistante de John interpella son patron :

- Alors, sympa cette réunion avec le ministre ?
- Oui, Céline, mais merci de n'en parler à personne,
- C'était quoi le sujet ?
- Je n'ai pas le droit de vous le dire !
- Eh bien la confiance règne…
- Mais non ; comme c'est un secret d'État, je n'ai le droit d'en parler à personne, même pas à mon épouse,
- Au fait, poursuivit-elle, il faudrait se voir pour la mise au point de votre vol international de la semaine prochaine,
- On verra plus tard. Pour l'instant, merci de reporter tous mes entretiens de la journée et de ne pas me déranger. Faites également le barrage des appels,
- Puisque vous me le demandez…

Céline connaissait bien son boss. Elle travaillait avec lui depuis 5 ans et avait tout de suite compris qu'il se passait quelque chose d'important.

John analysa la situation avec sa méthode habituelle : deux colonnes sur une page en distinguant bien les aspects professionnels et familiaux. Notant ses idées au fur et à mesure, il entreprit ensuite un classement par ordre d'importance. Vint ensuite une pause de méditation et de relaxation. Il en ressortit des idées supplémentaires et après un long moment, il prépara une synthèse pour la discussion avec son supérieur qu'il enregistra sur un petit support[14] qu'il crypta et rangea soigneusement dans son portefeuille. Ensuite, nettoyage du computeur et destruction des feuilles dans une machine à broyer.

Il alla voir Céline qui commençait à être débordée et de mauvaise humeur car elle ne pouvait donner aucune raison à ses interlocuteurs souvent très étonnés car John n'était pas coutumier de ce genre de comportement.

- Bon, Céline, je vois que ce n'est pas facile mais je ne peux vraiment rien vous dire de plus pour l'instant. Afin de ne pas attirer l'attention, maintenez les entretiens pour cet après-midi et demain sauf à 9H car je dois voir monsieur SCHMITT pendant un minimum d'une heure. Pour la peine, je propose que nous déjeunions ensemble si vous êtes libre,
- Vous allez changer de poste et me quitter ? demanda-t-elle,
- Absolument pas, répondit John, ne vous tracassez pas,
- Bon, puisque vous le dites…et d'accord pour le déjeuner.

Céline était très attachée à son chef mais connaissait aussi son adoration pour sa conjointe avec laquelle elle s'entendait d'ailleurs très bien. Elle souhaitait garder de

[14] L'équivalent d'une clef USB.

bons rapports avec John en se limitant à une confiance presque amicale…donc pas d'ambiguïté !
Le déjeuner, bien moins copieux que le repas du matin, se passa d'autant mieux que Céline avait compris que toute question serait malvenue.
L'après-midi se déroula normalement comme dans une période normale, donc avec une charge de travail assez importante jusqu'à 18 heures. John poursuivit par une séance d'activité physique dans un parc naturel à proximité de son domicile. D'habitude, c'était de 13 à 14H, le réchauffement du corps après 17H étant déconseillé pour la préparation du sommeil.
Il arriva chez lui peu après 19H et la suite ne fut pas très facile à gérer.

- Alors, ce rendez-vous chez le ministre ? demanda Ange-Marie. J'ai essayé d'avoir des nouvelles mais Céline a fait barrage en me disant que tout allait bien si ce n'était qu'elle ne pouvait rien dire. Tu aurais tout de même pu prendre la peine de m'informer !
- Je sais, ma chérie, mais j'ai sur le dos un secret d'État et ne peux pas t'en dire plus pour l'instant. Demain à 9H, je revois SCHMITT et j'ai une idée pour pouvoir t'en dire plus demain soir,
- Bravo ! Depuis qu'on est marié, tu ne m'as jamais fait ce coup-là. Excuse-moi, mais je n'apprécie pas,
- Je comprends ta réaction lui dit-il, mais j'ai signé un engagement formel. Il n'y a rien de grave et c'est globalement positif. C'est, forcément, important mais on y verra plus clair demain. Je t'en supplie, patiente un peu,
- Incroyable tout de même. Tu vas me forcer à appeler monsieur SCHMITT,

- Fais-le si tu veux mais tu auras la même réponse. De plus, nous devons être d'accord lui et moi et c'est pour cela que je le revois demain matin,
- Je n'y comprends rien mais vois que ce n'est pas la peine d'insister.

La soirée ne fut pas très agréable avec un silence presque complet durant le dîner. John était vraiment perturbé d'avoir cette attitude vis-à-vis de sa conjointe. Il lui dira avant de dormir :

- Ma chérie, tu comprendras demain et je te promets de téléphoner après mon entretien avec SCHMITT pour te donner un minimum d'informations,
- Si tu penses qu'une séance de rattrapage peut être utile, c'est raté ! Bonne nuit quand même.

La nuit ne fut pas très bonne et, finalement, John était assez content de voir arriver l'entretien. L'attitude d'Ange-Marie ne simplifiait pas la sérénité de la réflexion. Sous réserve de l'avis de son N+1, John sentait qu'il allait accepter. Le ministère avait fait ses analyses depuis plusieurs mois. La proposition était tout de même valorisante et cohérente avec la notion de service très chère à John. De plus, l'idée lui était venue de proposer le poste de responsable des opérations culturelles et artistiques à Ange-Marie. C'était dans les compétences de ses activités. Accepterait-elle ? Pas certain à cause des risques et des enfants. Durant le trajet, il révisa ses conclusions pour tenir des propos rationnels à monsieur SCHMITT dans un ordre de priorité.

John entra dans le bureau de son supérieur à 9H comme convenu. Monsieur SCHMITT était détendu et souriant :

- J'ai pris ma décision, dit-il immédiatement, mais elle est conditionnée par la vôtre car vous êtes le principal concerné. Mes fonctions supposent une attitude de mise à disposition vis-à-vis de notre nation et de notre planète. Donc, je suis favorable mais si vous n'acceptez pas, vous pouvez compter sur mon soutien. Évidemment, cela va mettre une jolie pagaille dans notre organisation jusqu'à fin juin mais c'est ainsi. Et vous ?

- Je suis également favorable mais à une condition, répondit-il,
- Ah bon ? Laquelle ?
- Pouvoir proposer le poste concernant les formations culturelles et artistiques à mon épouse. Hier soir, elle a très mal réagi à mon attitude hermétique et j'avoue avoir été déstabilisé,
- Ah, les couples fusionnels. Vous croyez qu'elle acceptera ?
- Je ne sais pas mais vais tout faire pour !

John allait devoir travailler sur la quatrième composante de l'intelligence émotionnelle[15] : se mettre dans la vision d'Ange-Marie pour bien comprendre ses sentiments. L'empathie est indispensable pour établir un bon diagnostic ainsi qu'un mode et un contenu de communication adéquat. Suivront dans la foulée les actions relatives à la cinquième composante[16], à savoir : l'influence nécessaire sur les sentiments d'Ange-Marie la conduisant à une réponse favorable. Pas forcément simple compte-tenu du nombre de facteurs à prendre en compte et de la déontologie concernant le respect que l'on doit à autrui.

- Bon, poursuivit monsieur SCHMITT, je peux comprendre et, en plus, votre femme a les qualités

---

[15] « *L'intelligence émotionnelle* », Didier Gailliègue, éditions L'HARMATTAN (2016), p. 107.

[16] « *L'intelligence émotionnelle* », Didier Gailliègue, éditions L'HARMATTAN (2016), p. 111.

pour bien faire ce job. Même si nous avons la délégation pour les recrutements, vous avez raison, mieux vaut en avertir préalablement le ministre. Je vais donc le prévenir que notre décision est prise. Il va sans doute nous demander de passer le revoir. Mais inutile de me développer les raisons de votre décision, John ; vous le ferez durant l'entretien avec le ministre. Je vous fais confiance.

Monsieur SCHMITT composa le numéro crypté et se trouva directement en liaison phonique avec le ministre :

- Monsieur le ministre, bonjour et mes respects. Notre décision est prise.
- Parfait, réagit-il immédiatement. Ne me dites rien et passez me voir à 11H30.

Après avoir prévenu Céline du contretemps, John rejoignit monsieur SCHMITT pour se rendre à nouveau au ministère. Dès leur arrivée, le ministre, toujours aussi détendu, demanda :

- Alors, messieurs, vos décisions ?
- Favorables à votre projet, monsieur le ministre, avec toutefois besoin de votre accord sur un point, répondit monsieur SCHMITT,
- Effectivement, monsieur le ministre, enchaîna John, je souhaiterais attribuer le poste de conseillère culturelle et artistique à mon épouse.

Petit rire du ministre qui précisa que ses services avaient déjà détecté les compétences d'Ange-Marie. En réalité, le ministre était déjà au courant de tout car le système de surveillance des pensées avait fonctionné. Désagréable mais c'était pour la bonne cause.

- Parfait et je suis d'accord pour le recrutement de madame CARTER. Monsieur SCHMITT, sachez qu'il ne s'agit pas de mon projet mais bien de celui de notre fédération planétaire et je tiens à vous remercier tous les deux. Cela dit, il faut vous mettre au travail dès demain matin. N'oubliez pas mes consignes de sécurité. L'opération doit rester totalement secrète. Officiellement, vous et vos personnels recrutés sont mis à disposition du pays pendant 5 semaines. Aucune communication et surtout pas aux médias. Monsieur CARTER, lorsque vous serez reparti de la Terre depuis 48H, vous préviendrai votre assistante car nous aurons besoin d'elle pour l'organisation du retour et la préparation des intégrations. Je vous laisse le soin de déterminer le montant de sa prime mais, pour une fois, ne soyez pas trop économe ! Quant à votre femme, je vais la convoquer car sa situation vis-à-vis de vous et son statut nécessitent un traitement particulier, surtout en ce qui concerne la confidentialité. Demandez-lui de passer me voir demain à 10H. Maintenant, nous allons effectuer les opérations suivantes :

- Remise des computeurs et téléphones pour vous deux,
- Mise à disposition de nouveaux documents de confidentialité pour vos recrutements,
- Présentation de votre interlocuteur unique au département de l'Insertion des Étrangers à la Planète. Il s'agit de monsieur Gérard BARRIÈRE et c'est lui qui vous donnera les autorisations finales pour les recrutements et que vous devrez joindre en préalable.

Vous vous mettez donc au travail dès demain matin et je vous laisse mettre au point l'organisation. Monsieur SCHMITT, je vous demande de me communiquer verbalement chaque semaine un rapport d'avancement.

L'entretien avec Gérard BARRIÈRE fut particulièrement intéressant car celui-ci disposait d'un arsenal d'outils permettant de garantir les compétences et les données comportementales des candidats potentiels. Les rescapés de la planète Terre étant composés de 64% de femmes, Gérard BARRIÈRE demanda de viser un objectif approchant sur les recrutements.

Chapitre 5 : LA PRÉPARATION

Comme prévu, Ange-Marie se rendit chez le ministre qui lui indiqua les objectifs à atteindre avec le programme relatif aux formations culturelles et artistiques. John l'avait informé de l'essentiel de l'opération et, finalement, n'avait pas eu de grandes difficultés pour la convaincre.

- Bonjour madame et enchanté de faire votre connaissance lui dit le ministre. On m'avait prévenu que monsieur CARTER avait beaucoup de chance de vous avoir comme épouse ajouta-t-il avec un sourire un peu narquois. Je vais vous donner une clef cryptée concernant les objectifs à atteindre. Même si ces personnes que nous voulons sauver auront déjà bénéficié d'une préparation de plusieurs semaines dont vous trouverez le contenu sur la clef, vous ne disposerez que de trois semaines durant la mission pour la mise au point finale. Vous avez une semaine pour trouver une remplaçante dans vos fonctions actuelles sans pouvoir lui indiquer les raisons de votre absence. Mission d'État de 5 semaines nécessitant plus de deux mois de préparation, point barre ! C'est clair ?
- Pour l'instant tout à fait, monsieur le ministre,
- Un problème important, poursuivit-il : vos enfants. Absolument hors de question de leur révéler le contenu de la mission. Vous faites un voyage de 5

semaines avec votre mari à notre demande mais pas un détail de plus. Je pense que vous pourrez les faire héberger par votre famille mais à proximité pour ne pas avoir à les faire changer d'école,

- On pourra tout de même avoir un contact avec eux, demanda-t-elle ?
- Oui, bien sûr, à l'aide d'une visioconférence cryptée autant de fois que vous le souhaiterez. Je sais que vous faites confiance à la vie tout en étant consciente des risques. Discutez de tout cela avec votre mari avant de me répondre sous un délai de 24H, malheureusement pas plus.
- Je vous revois ou vous téléphone ?
- Non, madame, c'est monsieur SCHMITT qui me fera part de votre décision, lui-même étant informé par monsieur CARTER. D'autres questions ?
- Pas pour l'instant, monsieur le ministre, dit-elle en souriant,
- Madame, au nom de la nation, en cas d'accord de votre part, je tiens à vous remercier et la nation vous versera une indemnisation de 25% en complément de vos revenus actuels en y ajoutant les honoraires que vous verserez à votre remplaçante, car il doit s'agir d'une femme. Merci de lire attentivement ce document d'engagement de confidentialité et de le signer.

Le soir, Ange-Marie et John décidèrent de discuter de tout cela après le coucher des enfants. Logiquement, la fin de journée fut animée et se termina tardivement. John laissa sa femme décider d'un maximum de dispositions pour les enfants. Elle conclura :

- Puisque nous sommes d'accord, on préviendra les enfants de notre absence demain soir et tu peux dire à ton chef que je suis partante pour cette mission.

Inutile de préciser que les journées suivantes furent complètement bouleversées : information de Céline sur l'absence de John et organisation de son remplacement immédiat ; pour Ange-Marie choix de l'hébergement des enfants et information sur son absence professionnelle, recrutement de sa remplaçante...mais après une semaine la préparation active avait débuté. John et monsieur SCHMITT commençaient les recrutements et Ange-Marie travaillait déjà sur ses programmes.

Beaucoup de ténacité pour les recrutements car Gérard BARRIÈRE éliminait à peu près les 2/3 des candidates et des candidats sans toujours donner le détail des raisons. Point central du comportement attendu : l'empathie, quatrième composante de l'intelligence émotionnelle comme nous l'avons vu précédemment. L'écart entre la vie subie par les terriens et les résidents de la planète Terra Nova était gigantesque. Il fallait progressivement mais rapidement faire changer les réflexes de ces terriens. Pour ces derniers, « l'autre » était un adversaire potentiel alors que les rapports sociaux sur Terra Nova étaient basés sur la compassion. Gros travail également sur la biologie car la fréquence vibratoire des individus y était sensiblement plus élevée. Les études préalables sur les rescapés avaient vérifié le potentiel mais il fallait le faire s'exprimer. Donc, un important travail de compréhension et de compassion de la part des accompagnateurs. Inutile de dire que les recrutés étaient immédiatement mis sous contrôle pour la confidentialité, l'intérêt général passant avant la liberté individuelle.

Toujours est-il que John et monsieur SCHMITT se demandaient s'ils allaient parvenir dans les temps à boucler les recrutements.

Les premières séances de formation des accompagnateurs furent mises en place rapidement au ministère sans toutefois révéler le contenu de la mission : exercice bien délicat avec un training très orienté sur l'intelligence émotionnelle et la dimension spirituelle de la vie., sans oublier les écarts technologiques assez considérables entre les deux planètes. A noter que les rescapés avaient déjà suivi de nombreuses heures de préparation pour, progressivement, s'adapter biologiquement et psychologiquement à l'environnement de Terra Nova.

Comme prévu, John suivi les séances de préparation aux systèmes et à la navigation. L'approche finale sur Terre était particulièrement délicate avec l'obligation de coopérer avec le contrôle aérien de celle-ci. Heureusement, la pratique de la langue anglaise de John était parfaite d'ailleurs très proche de la langue usuelle de Terra Nova. De plus, la dimension télépathique constituait une pratique habituelle au sein de cette dernière.

Finalement, la seule à avoir rencontrer peu de problèmes était Ange-Marie qui mit au point son programme plus rapidement que prévu. Après le coucher des deux enfants, un dialogue sur les actions possibles s'établissait au sein du couple avec, parfois, des conseils d'Ange-Marie à son époux, ce dernier étant tout de même un peu stressé.

Céline regardait avec un œil interrogatif les réunions de chaque après-midi de John avec monsieur SCHMITT et s'habituait aux indisponibilités matinales de son chef.

Finalement, l'échéancier fut respecté avec 10% de réservistes en plus en cas de problèmes. John avait constitué son équipe de pilotage : 3 personnes expérimentées qu'il connaissait depuis longtemps. Il avait porté beaucoup d'attention aux 10 membres de l'équipe de maintenance.

Le moment de préparation de la réunion finale du 30 avril à 10H était arrivé. C'était l'avant-veille du départ. Organisation forcément complexe à cause des aspects de confidentialité et de mise en place de la hiérarchie des accompagnateurs : 50 groupes de 10 personnes avec une ou un responsable auxquels s'ajoutaient une Directrice de l'accompagnement avec son adjoint. Celle-ci avait la charge de répondre directement à John et, à ce titre, était membre du comité de Direction du vaisseau.

A l'issue de cette réunion, les participants seraient conduits directement au vaisseau pour y passer la nuit et effectuer le lendemain une préparation au départ. En termes clairs, plus aucun contact avant l'envol fixé au 2 mai à 10H du matin.

Chapitre 6

LE VAISSEAU « GALACTICIA »

A ce stade, il est utile de s'attarder un peu sur la description du vaisseau spatial. Au cœur de la mission, il fera l'objet de multiples rebondissements durant cette aventure.

Même si nous sommes loin des dimensions fantastiques imaginées par certains auteurs de science-fiction, le Galacticia n'en est pas moins imposant :

- 150 M de long et 80 M de large, soit une surface au sol de 12 000 m²,
- Selon les endroits, il comprend de 3 à 5 niveaux, ce qui conduit à une superficie interne disponible de plus de 50 000 m²,
- Un aérodynamisme soigné, non pas pour la portance, mais pour faciliter la pénétration et le silence à travers les couches gazeuses,
- Comme nous l'avons vu, la sustentation et les déplacements sont assurés par quatre moteurs fonctionnant à la fusion nucléaire et deux moteurs complémentaires pour utiliser l'inverse des forces de gravitation en cas de proximité avec un astre,
- Les moteurs produisent également l'énergie utilisée à bord qui est assez considérable, notamment celle pour générer une gravitation indépendante permettant à bord une pesanteur identique à celle

des deux planètes et évitant aux passagers de subir des accélérations et freinages qui seraient physiquement insupportables,

- Les principales surfaces disponibles sont :
    - Une salle de réunion convertible en restaurant collectif de 450 m²,
    - 200 m² de chaque côté pour les moteurs et ateliers,
    - 200 m² pour les cuisines et le stockage (nourriture, lingerie),
    - 30 m² situés sous le poste de pilotage pour les ordinateurs, la plupart fonctionnant au quantique,
    - 50 m² pour la climatisation et la régénération de l'eau qui est également produite par quatre piles à combustible.

Voilà pour l'essentiel, mais il faut ajouter ;

- Une ergonomie générale très intelligente,
- La présence de nombreux endroits avec plantes vertes et fleurs,
- Des éclairages (tous indirects) ayant une intensité et des couleurs variables pour respecter le rythme circadien[17],
- Une diffusion d'air parfumé,
- L'émission d'une fréquence allant de celle de SCHUMANN comme sur Terre à celle de Terra Nova[18].

---

[17] **Rythme circadien** : cadence biologique de 24H régissant les processus biologiques comme le sommeil et l'alimentation. C'est l'horloge interne du corps humain.

[18] Voir P. 11

Le reste de l'appareil comprend les chambres pour les accompagnants, les studios pour les couples et les appartements pour les familles. Les hublots sont en réalité des écrans munis de micro-caméras : pratiquement impossible de voir la différence. Chaque local bénéficie donc d'une vue sur l'extérieur.
Le poste de pilotage comprend 5 places : pilote, co-pilote, navigateur, agent de maintenance, responsable de l'environnement. De nombreux écrans dédiés et, finalement, peu de manettes et d'interrupteurs car un maximum d'actions est géré sur écran. Les check-lists[19]sont très perfectionnées, rapides avec des résultats très correctement hiérarchisés.
Au sol, l'engin repose sur 40 patins réglables afin d'assurer une position horizontale parfaite. Pas de roue car pas de portance aérodynamique obligeant à une prise de vitesse pour le décollage.
Tous les matériaux sont prévus pour permettre l'intrication quantique. Cela impose à tous les passagers des vêtements, objets et affaires de toilette adaptés.
Pour finir, notons que l'immense cabine comprend 8 quartiers avec pour chacun petite piscine, salle de fitness, un magasin généraliste. Ces quartiers sont prévus pour accueillir 250 personnes avec les logements des accompagnateurs à proximité.
De quoi vivre plusieurs semaines avec des découvertes et aucune sensation de claustrophobie. Un engin évolué avec beaucoup de miniaturisations, garantissant un environnement biologique et psychologique bénéfique. De nombreuses années ont été nécessaires pour sa conception,

---

[19] **Check-list** : liste de vérifications pour ne pas oublier une étape afin d'obtenir un maximum de sécurité

son développement, ses essais : 10 ans avec une coopération de tous les États de Terra Nova. 150 exemplaires ont été construits.
Pour la mission, il y eut beaucoup d'adjonctions de systèmes compatibles avec la navigation terrestre, de matériels de surveillance (détecteurs et caméras). Si John avait suivi 20 heures de formation, l'équipe de maintenance recevrait plus de 100 heures de training afin de gérer convenablement l'ensemble des dispositifs.

Chapitre 7

LA RÉUNION DE PRÉPARATION

Présidée par le ministre avec, à ses côtés, monsieur SCHMITT et John CARTER, l'ambiance générale était studieuse et attentive. Chaque participant disposait d'une table avec un écran et un haut-parleur intégré. Après un mot de bienvenue et de remerciement, le ministre poursuivit :

- Vous avez été scrupuleusement sélectionnés pour cette mission sans précédent. Même si c'est désagréable, sachez que vous-même et vos proches êtes sous surveillance télépathique. Inutile de vous dire que les risques sont réels car l'ensauvagement de la planète Terre est à un stade assez délirant conduisant à des guerres, des attentats, des crimes et, globalement, à une perte de respect pour la vie individuelle. Mais, et c'est votre cas, une vie est riche lorsqu'on refuse de subir pour mieux vouloir. Le voyage « aller » sera assez rapide et vous en profiterez pour finaliser la préparation du vaisseau et l'accueil des 2000 rescapés. Le séjour sur Terre sera aussi bref que possible pour limiter les accidents potentiels. La ville retenue pour l'atterrissage est celle de Nazaré au Portugal. Tout a été organisé dans le plus grand secret avec les autorités locales. La topographie autorise une mise en sécurité générale. Par ailleurs, c'est une ville balnéaire assez calme hors saison de 20 000 habitants, située en bord de mer, ce qui simplifie la surveillance générale. Le retour, comme cela vous a été précisé lors des entretiens d'embauche, durera 5 semaines, laissant le temps nécessaire à l'adaptation biologique des terriens et à leur formation complémentaire. Je dis complémentaire car ils ont été préparés pendant plus d'1 an. Cela n'empêchera pas une rupture psychologique profonde car la plupart vont quitter familles et amis, leurs possessions matérielles. Nous nous sommes efforcés d'anticiper sur un maximum d'aspects, notamment sur l'alimentation car les pauvres gens sont réellement intoxiqués. Des questions ?

Une jeune femme intervint :

- Quels ont été les critères de choix pour ces rescapés ?

Réponse du ministre :

- En dehors de leur potentiel d'adaptation et du niveau vibratoire de leur organisme, l'impérieuse volonté pour eux d'avoir la possibilité de poursuivre leur évolution spirituelle au cours d'une incarnation dans un environnement l'autorisant. Ils ne sont en aucun cas responsables du déchaînement de violences, des pollutions, des infractions aux lois universelles commises par les terriens. Notons que cette rupture fait partie de leur évolution et, sur un plan cosmique, ils sont intérieurement aidés. Enfin, la mission à laquelle vous avez souscrit fait aussi partie de vos plans de développement personnels.

Autre question d'un accompagnant cette fois :

- Que se passera-t-il au retour sur Terra Nova ?
- Une prise en charge est prévue avec des séances d'intégration et un suivi pendant le temps nécessaire, dit le ministre. En ce qui vous concerne, la mission sera terminée 3 mois après l'arrivée et les impératifs de confidentialité seront retirés dès le débarquement. Mais, pendant la durée du voyage, nous veillerons à vous informer de tout évènement survenant chez vos proches. D'ailleurs, vous pourrez échanger avec eux par notre intermédiaire. La presse de Terra Nova ne sera informée qu'à partir des derniers jours du retour.

Le ministre poursuivit :

- S'il n'y a pas d'autres questions, la réunion va prendre fin et nous allons procéder à la remise de vos uniformes d'accompagnants préparés à vos mesures ainsi qu'à celle des vêtements de rechange en complétant par une petite valise personnelle contenant les effets de toilette.

Tout était remarquablement organisé : une cinquantaine de prestataires entrèrent et un appel par groupe de 10 fut effectué. Une bonne heure était nécessaire pour les opérations, le tout dans une ambiance très agréable.

Une dizaine de véhicules de transport collectif étaient venus sur place pour acheminer les accompagnants vers « Galacticia » situé à presque 1/2H de là.

Ce discours du ministre illustre les bonnes attitudes à adopter concernant la sixième composante de l'intelligence émotionnelle :

- La compréhension de ses propres émotions,
- Le bon équilibre entre nos émotions et la rationalité qui doit s'en suivre,
- La qualité de l'expression,
- La compréhension des attentes de l'assistance,
- La capacité d'influencer les autres,
- L'analyse de nos sentiments par rapport aux autres,
- Un comportement adapté aux circonstances.

En quelque sorte, une synthèse des 5 autres composantes. Il était indispensable de capter l'attention, de rassurer sans pour autant nier les risques, de générer des comportements en correspondance à la situation.

A l'arrivée « Galacticia » était totalement éclairé et des équipes accueillaient les accompagnants dans le vaisseau pour les conduire à leurs chambres. Deux réunions de « briefing » ont été organisées par John pour informer de l'organisation du voyage « aller » en passant les consignes sur le travail à faire avant l'envol.

Deux déjeuners (la salle ne contenait que 250 places) très améliorés ont été organisés laissant toute l'après-midi aux accompagnants pour préparer les logements et prendre possession des leurs.

L'équipe d'accueil resta sur place pour permettre à chacune et chacun de parfaire les repérages et faire visiter toutes les installations de l'appareil.

En fin de journée, John réunit son comité de direction :

- Les 4 pilotes dont lui-même et son copilote, Bruce,
- Le responsable de la maintenance, Bob,

- Le responsable de la navigation, Harvey,
- La responsable de communication, Christine,
- La responsable de l'accompagnement, Shirley,
- La conseillère culturelle et artistique…son épouse.

A quelques détails près, tout était en ordre. La prochaine réunion se tiendrait le lendemain à 9H et suivrait à 9H3O la réunion de l'équipe de pilotage afin de respecter l'heure de départ.

Logiquement, les accompagnants étaient un peu stressés mais, grâce à une bonne préparation, l'ambiance demeurait positive. La première nuit à bord se déroula sans problèmes et à 8H du matin, tout le monde était disponible.

Chapitre 8

DÉPART ET VOYAGE « ALLER »

Comme prévu, réunion du comité de direction à 9H : quelques mises au point mais tout était nominal. Suivit la mise en place au sein du poste de pilotage avec un déroulement scrupuleux des check-lists. Tous les feux étaient au vert à 9H45, y compris une excellente météo.

Accord du spatiodrome quelques secondes avant 10H. Départ avec une accélération d'autant plus rapide que l'espace avait été dégagé. Rentrée des patins d'atterrissage et 20 minutes après, les passagers purent observer la courbure du sol de Terra Nova.

A près de 90 000 km/h, les différentes planètes du système hébergeant Terra Nova apparurent rapidement à l'émerveillement de tous. John était particulièrement attentif à la navigation et s'informait régulièrement du fonctionnement de la motorisation à la fois sur son écran mais, également, en interrogeant Harvey. Comme prévu dans le plan de vol, deux trous noirs avaient été contournés[20]. Un test sur la température des logements des futurs passagers et de la qualité de l'air fut effectué. Là encore, aucun problème mis à part une alarme sur un appartement. Il s'agissait…d'un test du capteur !

Les accompagnants avaient fort à faire sur la préparation des logements. Forcément des anomalies à corriger.

Les repas étaient pris dans la grande salle afin de permettre la multiplication des contacts entre les accompagnants.

La première relève des pilotes se déroula parfaitement et John rejoignit Ange-Marie dans leur appartement :

- Alors, tout se passe bien ? demanda Ange-Marie,
- Oui mais je serai content lors du départ de la Terre. La navigation en approche va être compliquée et j'ai un peu peur de me planter. En plus, je me méfie de ces cinglés de terriens,
- Arrête de stresser, dit-elle, tu sais bien que tu seras à la hauteur,
- Oui mais tout de même…
- Essaye plutôt de dormir rapidement car j'ai noté que la relève est prévue à 7H.

Les deux autres journées se passèrent sans difficultés et l'intrication permettant de faire un bond sidéral était programmée pour la nuit du troisième jour. Si tout se passait bien, le vaisseau se retrouverait à proximité du

[20] **Trou noir** : objet céleste avec une intensité du champ gravitationnel interdisant à tout forme de matière ou de rayonnement de s'en échapper.

système solaire de la Terre. Une phase délicate tout de même qui imposait la présence des quatre membres de pilotage vers 23H.

L'intrication nécessaire à la téléportation provoquait une véritable transplantation moléculaire, ce qui n'était pas neutre pour les organismes. Cette technique avait fait l'objet d'études poussées avec de nombreux essais. Au mieux, les individus continuaient à dormir en rêvant de passer à grande vitesse dans un tunnel. Au pire, une angoisse durant quelques minutes. Dans ce cas, un petit traitement métabolique était possible. Les habitants de la planète Terra Nova étaient bien informés et formés à cette transition. A noter que les objets matériels incompatibles disparaissaient purement et simplement. Le personnel de bord et les accompagnants avaient été bien préparés à cette rupture de l'espace-temps. Nous verrons qu'il y aura quelques problèmes avec les terriens malgré toutes les précautions prises.

Dans l'immédiat, tout se passa bien et vers 0H, Galacticia se situait au bord du système solaire terrien mais avec une vitesse descendue à 90 000 km/h[21]. Après avoir fait remonter la vitesse à plus de 2 000 000 de km/h, ce qui provoqua une petite cure de rajeunissement, John contacta monsieur SCHMITT :

- L'intrication a permis une téléportation nominale avec aucun incident à déplorer,
- Parfait, répondit-il. Sans être rabat-joie, le plus difficile reste à faire mais c'est une bonne nouvelle. Bon courage pour la suite. Demain matin, je vais

---

[21] Ce ralentissement était normal à la sortie de la téléportation.

contacter votre assistante pour lui dire que tout va bien.

Au réveil, tous les passagers purent observer la planète Mars et John commença à capter l'énergie de gravitation de cet astre pour soulager le système de propulsion. Il restait encore presque 70 millions de kilomètres à parcourir avant d'arriver à destination !

Une puissante décélération fut programmée à partir de la lune afin de placer le vaisseau en orbite. La préparation de l'atterrissage nécessita plus d'une heure de travail et s'en suivit l'approche finale particulièrement délicate pour éviter une collision avec des satellites et, surtout, la rencontre avec des avions terrestres. Les radars de bord effectuaient le travail sous la surveillance accrue des pilotes.

Même si le système de contre-gravitation permettait une rentrée dans l'atmosphère à une vitesse moindre, le réchauffement des parois extérieures était inévitable et il y avait quinze minutes un peu délicates. John interpella Harvey :

- Que donne le système de réfrigération ? demanda-t-il,
- Aucun problème. Dans 5 minutes la situation sera redevenue normale.

Vint le moment du contact avec l'antenne de Nazaré. Il restait 500 kms à parcourir avec l'obligation de capter la bonne fréquence radio du lieu d'arrivée. Nombreux dialogues, surveillance des radars, régulation de la vitesse : un énorme travail pour l'équipage. Dans l'immédiat, le vaisseau n'avait pas été détecté. Afin d'éviter toute rencontre avec les nombreux avions de ligne, à partir de Porto, la navigation se fit au-dessus de la mer à environ 1 km des côtes et à 500 m d'altitude. Toujours pour des raisons de discrétion, la vitesse était légèrement inférieure à celle du son[22]. Nul besoin de se faire remarquer avec le fameux « bang » sonique. Le jour tombait permettant d'apercevoir encore la côte mais les lumières artificielles des villes se multipliaient.

Concentration de l'équipage et grand silence des accompagnants qui suivaient l'arrivée de leur chambre. Toutes les cinq minutes, le poste de pilotage leur adressait un message pour informer et, surtout, rassurer car l'environnement était tout de même inquiétant.

Tous feux éteints, Galacticia se plaça en vol stationnaire au-dessus du point d'atterrissage à proximité des éoliennes, au nord de la ville. Un endroit un peu surélevé à l'abri des regards des habitants mais obligeant à un barrage des routes d'accès, ce qui ne pouvait qu'attirer l'attention de la population.

John passa les consignes au copilote, Bruce :

- Sortie des patins d'atterrissage,

Bruce abaissa la manette et on attendit que les 40 petits voyants se mettent au vert. Cela prit environ 2 minutes jusqu'à ce qu'il dise :

- Sortie des patins faite. Tous les voyants sont au vert.

A partir de là, avec beaucoup de précautions et le branchement des cinq caméras d'approche, John amorça

---

[22] **Vitesse du son** : 1224 km/h à 15° au niveau de la mer.

manuellement une lente descente jusqu'à poser avec délicatesse l'appareil au sol.

Un facteur favorable : l'arrivée se fit à 23 H en pleine nuit mais…40 cars devraient se rendre sur place : pas facile d'être discrets. Une nuit de veille pour tout l'équipage avec les arrivées scrupuleusement programmées des cars à raison d'1 toutes les 10 minutes. Tout devait être finalisé pour 6H30 du matin, ce qui se réalisa. Nous étions le 6 mai.

Afin de ne pas éblouir les futurs passagers, l'intensité lumineuse avait été baissée et les quatre portes d'accès ouvertes. Quelques minutes pour mettre le vaisseau en position d'escale et les quatre pilotes se rendirent chacun à une porte pour accueillir les terriens rescapés. Malgré la préparation, ces derniers étaient dans un état interrogatif, certains tout de même psychologiquement perturbés. Dès l'arrivée dans leur logement, les accompagnants donnèrent une molécule naturelle pour la détente tout en expliquant le fonctionnement des différents équipements puis en aidant au rangement des affaires. Remise d'un boitier d'appel en cas de besoin et communication d'un planning détaillé. Une bonne nuit pour ce qu'il en restait avec prise d'une boisson avec de la mélatonine. Il fallut beaucoup d'empathie aux accompagnants pour trouver les mots justes en fonction des perceptions des rescapés. Celles-ci étaient très variables : occasion d'utiliser la quatrième composante de l'intelligence émotionnelle. Toutes ces difficultés étaient attendues et bien gérées car chaque accompagnant connaissait le style de vie et l'environnement de chacun.

John accueillit le maire de Nazaré qui était dans la confidence. Discussion et visite approfondie du vaisseau.

Durant ce temps et jusqu'au départ du maire, Ange-Marie remplaça John à l'accueil.

L'activité et les mouvements à bord étaient intenses avec l'arrivée régulière des passagers : beaucoup de portugais, des espagnols et un peu moins de français.

Les responsables de la mission avaient envisagé un retour dès le matin mais Galacticia aurait été visible par toute la population et l'installation des rescapés plus difficile. Finalement, décision fût prise de rester sur place la journée du 6 mai et de repartir en début de nuit. C'était donc une journée particulièrement risquée même en prenant toutes les précautions possibles, notamment la destruction des drones détectés si besoin. Les services spéciaux de Terra Nova étaient en contact avec une dizaine de correspondants locaux dans la confidence : beaucoup pour gérer la discrétion, très peu pour assurer la protection. Nous verrons plus loin que le départ dût être anticipé de plus de deux heures.

Chapitre 9

L'ACCUEIL DES RESCAPÉS

Les accompagnants avaient donc pour consigne de conduire les rescapés immédiatement dans leurs appartements pour qu'ils puissent dormir quelques heures avant un entretien avec leur accompagnant, ceci, pendant le petit-déjeuner. C'était l'occasion de distinguer le « vécu » du « compris ». Entre ce que nous comprenons par le raisonnement et ressentons avec les émotions, la différence est de taille. On peut faire une analogie avec l'attente du décès d'un proche : la préparation n'évite pas des perceptions différentes lorsque la mort survient. L'émotion fait toute la différence et l'intelligence est là pour aider à gérer.

Les formations de préparation avaient bien insisté sur les effets d'un départ sans retour, mais, tout de même, les terriens avaient quitté leurs familles, leurs amis, leurs biens matériels. Un peu une impression de mourir par anticipation. Disons que les difficultés croissantes de la vie sur Terre constituaient tout de même une motivation, mais la rupture était cependant bien présente. Heureusement, la sélection avait pour premier critère incontournable la croyance en la survie de la conscience dans une autre dimension. Certains étaient assez âgés et avaient pour projet de terminer la vie avec plus de sérénité. D'autres, les plus jeunes, devaient en construire une avec de grandes inconnues sur les activités possibles. Les couples avaient tendance à se renforcer avec le partage d'une nouvelle aventure commune. Toujours est-il qu'il y avait bien une rupture totale à assumer. Une seule consolation : la certitude d'une extinction prochaine de la vie sur Terre, d'une façon ou d'une autre.

Les accompagnants savaient très bien qu'une émotion reste. La seule possibilité est de la transformer par des aspects positifs. Leur travail consistait à faire parler les personnes pour éviter que trop d'émotions négatives partent dans l'inconscient avec tous les dégâts que cela peut produire, notamment sur la santé. Si les rescapés avaient été soigneusement préparés à la compréhension, désormais, il fallait travailler sur les émotions du vécu. Dans cette optique, les interventions d'Ange-Marie constitueraient un maillon important de la thérapie : l'art rapproche des dimensions supérieures et de la spiritualité.

Un soin tout particulier avait été apporté à la gestion de la temporalité. Pas question de laisser les gens sans occupations tant sur le plan intellectuel que physique. Ceci pour souligner le fait que la première nuit à bord serait sans doute la plus difficile pour ces terriens. C'est pour cette raison qu'on leur fit absorber des substances naturelles afin de les plonger dans un profond sommeil.

Chaque accompagnant avait reçu la consigne de se réveiller une heure avant pour préparer un petit-déjeuner avec des aliments que prenaient habituellement les rescapés sur Terre. Pas forcément bon pour leur santé mais utile pour le mental. Les groupes ayant été constitués à partir de critères de compatibilité, ce premier petit-déjeuner fut pris en commun par petits groupes en rassemblant une dizaine de terriens, charge à l'accompagnant de créer les conditions d'échanges et de discussions en intervenant directement le moins souvent possible.

La matinée fut consacrée à une visite approfondie du vaisseau. Beaucoup de temps nécessaire qui amènerait à l'heure du déjeuner prévu en deux services dans la salle commune avec une première intervention de John.

Celui-ci avait consacré sa matinée à la surveillance sécuritaire. Quelques premiers incidents sur les barrages. Les curieux étaient de plus en plus nombreux, certains ayant été prévenus par la presse, phénomène prévisible. Quelques arrestations pour éviter que Galacticia soit aperçu. Autres perturbations avec les avions de ligne. Même si Nazaré était assez éloignée des lignes aériennes, il était possible de voir de loin un « curieux » avion. De nombreux commandants de bord commençaient à informer le contrôle aérien. Les dialogues étaient captés par l'équipage du Galacticia. John n'était pas certain de pouvoir « tenir » jusqu'à la nuit :

- Je fais les deux interventions prévues pour les déjeuner et ensuite, je réunirai le comité de direction pour analyser la situation, dit-il à Bruce. Je pense qu'il va falloir modifier l'horaire de départ car il y a plus d'agitations que prévu. On va probablement être contraints de détruire les drones de la presse et ça va mettre le feu aux poudres !

John prit beaucoup sur lui pour paraître calme et détendu durant les déjeuners. Son discours contenait un paradoxe : incitation à l'expression des rescapés auprès des accompagnants mais demande de patience pour ne pas brûler les étapes avant l'arrivée sur Terra Nova. Il parcourut les tables unes à unes en commençant par appeler les accompagnantes et accompagnants par leurs prénoms, ce qui ne manquait pas de rassurer. La réunion du comité de direction eut lieu immédiatement après :

- Ça commence à être le bordel, annonça le responsable de la maintenance, Bob. Les barrages ne vont pas tenir longtemps,
- On va demander du renfort à nos responsables locaux pour gagner un peu de temps, répondit John. Mais nous partirons à 9H30, juste à la tombée du jour au lieu de 23H. Il faut donc revoir le planning prévu et le faire avec un maximum de calme car les rescapés sont suffisamment tendus comme ça.

Suite de la réunion pour gérer les nombreux aspects pratiques. Il était presque 16 heures. Le programme de l'après-midi fut légèrement abrégé et les dîners servis dans les appartements afin de préparer les rescapés à un départ anticipé. Il était prévu une soirée cinéma avant l'envol. Elle aurait lieu juste après le dîner.

Les conférences de l'après-midi avaient pour sujet les informations sur l'organisation du vol de retour et les axes du programme de formation. Les accompagnants en profitèrent pour annoncer l'anticipation du départ.

A l'extérieur, la situation ne s'arrangeait pas : les barrages avaient de plus en plus de mal à tenir car les habitants s'informaient entre eux et, donnée aggravante, beaucoup d'habitants des villes voisines avaient reçu des informations sur les étranges évènements qui se déroulaient près de la cité balnéaire. Même si les policiers et les gendarmes étaient encore convenablement respectés au Portugal, la curiosité se transformait de plus en plus en mécontentements. La presse très agacée du mutisme de la municipalité n'arrangeait rien.

A 18H, John déclencha l'alerte rouge pour les agents de sécurité. Leur chef rejoignit le poste de pilotage et les autres se postèrent aux emplacements stratégiques afin d'éviter toute tentative d'intrusion ou de dégradation.

A 19H, le maire de Nazaré contacta John pour lui dire qu'il venait d'avertir l'armée qui, non informée, avait bien du mal à comprendre les motifs de ce qui commençait à tourner en émeute. Les militaires arrivèrent à 19H30 ce qui permit de gagner un peu de temps.

- On ne tiendra pas jusqu'à 21H30, dit John. Il faut anticiper le départ à 21H. Puis, en s'adressant à Harvey : préparez aussi immédiatement les projecteurs d'éblouissement ; nous allons en avoir besoin. Il faut lancer la procédure d'envol afin de pouvoir partir dans une heure en cas d'urgence.

Ce n'était pas la panique à bord car toutes et tous étaient de grands professionnels mais la tension devenait très forte. La préparation au départ se fit avec le calme et le sérieux habituels.

John avait demandé à Shirley, sa responsable de l'accompagnement, de faire en sorte que les rescapés soient prévenus de la situation tout en les rassurant avec les dispositions prises pour un départ anticipé. Les dîners furent servis dès 19H30 et les accompagnants s'efforcèrent de détendre l'atmosphère durant les repas.

A 20H15, un groupe d'une dizaine d'excités parvint à franchir un barrage. Le chef de la sécurité en avertit John qui réagit immédiatement :

- Branchement des projecteurs et neutralisation immédiate des perturbateurs.

Cinq agents sortirent équipés des instruments de neutralisation. Ces dispositifs permettaient la perte de conscience immédiate des intrus pour une durée de plus d'une heure. Ces derniers avaient été repérés et les agents effectuèrent leur travail sans difficulté. Ils retournèrent à bord mais d'autres groupes étaient annoncés.

- Départ à 20H45 ordonna John. L'autogravitation permettra la poursuite des repas. On sera peut-être repérés mais cela vaut mieux que des dégradations.

En s'adressant à son copilote, John poursuivit :

- On prendra le cap sud-ouest à 270° avec une montée rapide à plus de 90 000 pieds[23] et là, on rebranchera les automatismes de navigation. Donc, avant, on fait tout en manuel avec une surveillance renforcée par les radars.

A l'heure dite, le vaisseau s'éleva lentement à 20 mètres en attendant la rentrée des patins d'atterrissage. Ensuite, prise de vitesse à la limite du supersonique et rapide montée en altitude au niveau requis.

- Nous sommes tirés d'affaire souffla John. On se branche sur la navigation automatique. Tu prends les commandes, Bruce, et je vais aller rassurer les

[23] Plus de 27 000 mètres.

passagers après avoir informé mon assistante Céline comme convenu afin qu'elle organise sous contrôle de monsieur SCHMITT l'organisation de l'arrivée.

La communication avec Céline dura un bon moment car il fallait lui décrire la mission et donner les objectifs pour la logistique à mettre en place dès l'arrivée.

Chapitre 10

LE DÉBUT DU RETOUR

John prit le temps nécessaire lors de ses visites aux rescapés dans leurs appartements. Bien sûr, l'anticipation du départ avait tout de même inquiété un grand nombre d'entre eux. Afin de préparer une nuit paisible, il avait été décidé de projeter un film français propice à la détente, un très vieux film captivant et assez comique : « Les tontons flingueurs ».

A 21H30, John rejoignit Ange-Marie dans l'appartement. Elle était souriante, tout de même détendue et demanda :

- Alors, ces accompagnantes, elles sont chouettes ?
- Il y en a des pas mal mais pas une n'a tes beaux yeux, répondit-il en riant. Plus sérieusement, on a passé de mauvais moments et je me demandais comment tout cela allait finir. A mon avis, nous allons faire la « une » de la presse terrienne demain,
- Tu vois, comme d'habitude, tu as trouvé les solutions,
- On a fait au mieux mais demain il faudra assurer le programme prévu. Occasion de te rappeler que tu vas aussi commencer à bosser ! La journée débutera

par une réunion du comité de direction pour faire le point et permettre un bon démarrage des programmes.

Là-dessus, une ravissante accompagnante vint apporter le dîner :

- Alors commandant, dit-elle, la situation est redevenue normale ?
- Oui, mais c'était tout de même juste, précisa John tout en parcourant des yeux l'attrayante collaboratrice,
- Je vous ai apporté des fruits de mer de Nazaré, poursuivit la jeune femme. Nous avons vérifié la non-toxicité. Les pauvres terriens sont totalement infestés avec des polluants de tout genre. Soyez tranquille, on a préservé le goût. Bon appétit et passez une bonne soirée.

Une fois la belle personne partie, Ange-Marie ne put s'empêcher un commentaire :

- Les recrutements ont été bien faits et je ne regrette pas de t'avoir accompagné. Elle est vraiment jolie et, en plus, sympathique. Il reste 5 semaines et, à mon avis, elle va se faire draguer !
- Peu importe. J'ai vu dans son dossier qu'elle était sérieuse et…déjà prise !

Sourire bien féminin d'Ange-Marie…Il faut reconnaître que la gent féminine de TerraNova était plus attractive que celle de la Terre. D'abord, la bonne hygiène de vie préservait la morphologie et, biologiquement, les atouts ne manquaient pas. Le vieillissement des corps était équilibré préservant le charme même à un âge avancé. C'était également valable pour les hommes qui ne prenaient pas de ventre et ne savaient pas ce qu'était la sarcopénie[24]. Même sur Terra Nova, il y avait de temps à autre des « parenthèses » sexuelles mais les valeurs en usage préservaient le socle familial considéré comme étant un facteur de base essentiel à une vie sociale équilibrée, tant pour les adultes que pour l'éducation des enfants.

- Vous avez tout de même intérêt à faire attention avec les terriens, continua Ange-Marie,
- On a tenu compte de cet aspect dans la sélection et n'oublie pas qu'il y a en plus les risques de contamination. Bon, on va manger et, ensuite, au lieu de regarder le film, je vais travailler sur la mise en place des programmes. Je te rappelle qu'on commence la journée par un comité de direction.

Après avoir travaillé sur ses dossiers, John passa au poste de pilotage où tout se passait bien pour l'instant. De quoi passer une nuit paisible.

Au réveil, l'éclairage de jour fit son effet pour tous les passagers et, comme prévu, la réunion du comité de direction débuta. Chaque participant fit son rapport et la situation était presque normale. Les terriens avaient les comportements attendus et il fallait absolument les occuper. Une remarque cependant d'Harvey :

- Nous avons constaté une très légère déviation de l'appareil ; pas beaucoup mais 1° tout de même. La

---

[24] **Sarcopénie** : il s'agit de la diminution de la masse et de la force musculaire. C'est un effet du ralentissement métabolique avec le vieillissement.

correction a été faite sans problème mais à notre vitesse, on ne pouvait pas laisser les choses en l'état,

- Bizarre tout de même, remarqua John. Ce n'est pas habituel. Si le problème persiste, il faudra faire une analyse. Pour le reste, vous vous mettez tous au travail. Passez une bonne journée et on se reverra avant le dîner.

Le déjeuner fut pris en collectif avec deux services et les séances d'information et de formation se déroulèrent sans incidents. L'alimentation encore très terrienne s'orienterait petit à petit vers celle en usage sur Terra Nova car la désintoxication ne pouvait être que progressive. De nombreuses activités se succédèrent avec des séances de sport et de détente.

Petit incident dans l'après-midi : constat d'un nouveau dérapage de la navigation cependant vite corrigé.

- Contactez notre planète ordonna John à Harvey. Ce n'est pas normal et il faut procéder à une analyse conjointe du programme. On en reparle ce soir. N'hésitez pas à me contacter en cas de nouvelle dégradation. Nous sommes sortis du système solaire terrien et je tiens à ce que tout soit clair avant les prises de cap destinées à éviter les trous noirs.

John commençait à devenir soucieux. Jamais au cours de sa carrière un problème de ce type n'avait surgi. Les programmes étaient testés, dédoublés. Ce n'était pas normal. Pas grave pour l'instant puisqu'on parvenait à corriger mais deux corrections en une journée étaient interpellantes. Aucun problème pour le voyage « aller » et, comme par hasard, dysfonctionnement au début du voyage « retour ». De quoi s'interroger aussi quant aux conséquences pour la téléportation. Dans tous les cas, il fallait éclaircir ce mystère.

Le comité de direction de fin de journée fut consacré à ce problème d'autant plus qu'une troisième intervention avait dû être effectuée avec, cette fois, un peu plus de difficulté.

- Alors dit John en s'adressant à Harvey ?
- Pas terrible, répondit ce dernier, car on a de plus en plus de mal à corriger. Nos spécialistes de Terra Nova ont constaté des erreurs inexplicables sur le logiciel de navigation. Nous allons télécharger la version de base dans les minutes qui viennent mais on ne voit vraiment pas ce qui a pu se produire,
- Cela n'a pu se passer que sur Terre durant l'embarquement des réfugiés, affirma John. Il faut absolument comprendre,
- Oui, d'autant plus que l'orientation prise conduit notre engin tout droit sur le prochain trou noir dans 24H, confirma Harvey. Excusez-moi, mais je dois retourner au poste de pilotage pour gérer le téléchargement,

Le comité se poursuivit en traitant les problèmes habituels sans difficultés particulières. Mais John était devenu inquiet. En fin de réunion, il se précipita au poste de pilotage.

- Mauvaises nouvelles, mon commandant, lui dit immédiatement Harvey. Non seulement, on n'arrive plus à corriger mais impossible de télécharger une bonne version du programme !
- Que dit et que fait Terra Nova, demanda John ?
- Qu'il s'agit probablement d'un attentat et une cellule de crise vient d'être mise en place. Nos

correspondants sur Terre enquêtent également, lui répondit-il.

John demanda à tous de garder cette situation secrète car une panique à bord ne ferait qu'ajouter un problème. Il restait relativement peu de temps pour trouver une solution. Or, il fallait mettre la main sur le ou les fauteurs de trouble. De quoi être inquiet. Bruce proposa une réduction immédiate de la vitesse pour donner plus de temps, ce qu'approuva immédiatement John. Un retour bien mal engagé qui obligea John à neutraliser ses émotions négatives pour se consacrer à la recherche des meilleures dispositions à prendre. Mais tout de même…

Chapitre 11

DES AVANCÉES MAIS PAS DE SOLUTIONS

La réduction de vitesse donnait environ 12 heures de plus pour trouver les moyens de s'en sortir mais concernant la navigation, le vaisseau était à la dérive. Monsieur SCHMITT appela John :

- On a mis toute la ville de Nazaré sous surveillance pour tenter de capter des messages et localiser ce qu'il faut bien qualifier de terroristes. Ici, on travaille sur la possibilité de restaurer le téléchargement du logiciel de navigation. John, on se connaît suffisamment : je ne sais pas comment on va s'en sortir mais il faut continuer d'espérer. Rien n'a filtré à bord ?
- Non, répondit John, seul le comité de direction est au courant,
- Parfait. Je vous appelle dès qu'il y a du nouveau.

John avala les substances nécessaires pour passer une nuit blanche sans perturbations comportementales. Il fallait absolument neutraliser les émotions négatives susceptibles de dérégler les bons raisonnements et la concentration. Pénible occasion de travailler sur les quatre premières composantes de l'intelligence émotionnelle :

- Prendre conscience de ses émotions en les analysant pour mieux les comprendre,
- Maîtriser ses sentiments,
- Exprimer les émotions,
- Faire preuve d'empathie vis-à-vis de ses interlocuteurs.

Indiscutablement plus facile à dire qu'à faire mais il n'y avait pas d'autres choix. L'interlocutrice privilégiée pour l'expression fut Ange-Marie :

- Je ne suis pas compétente pour t'aider mais je garde confiance, dit-elle. Tu as toujours été capable de trouver des solutions,
- Peut-être mais là je suis « sec » et il est impossible d'être intelligent tout seul. Techniquement, on ne peut que s'appuyer sur les informaticiens de Terra Nova. Sur un plan opérationnel, il faut espérer que nos correspondants de Nazaré vont finir par mettre la main sur un de ces fumiers !

Ange-Marie était profondément inquiète, elle aussi, mais s'efforçait de demeurer dans une attente positive. John eut du mal à trouver le sommeil. Vers 3H du matin, il se rendit au poste de pilotage où la situation était toujours aussi tendue. La dégradation de trajectoire empirait et pas de nouvelles : ni de Nazaré, ni de Terra Nova.

Les pilotes de remplacement avaient une triste mine. John leur dit :

- Bon, les gars, je reviens vers 7H. On aura peut-être du nouveau. Gardez le moral tout de même et pas un mot à personne.

Là-dessus, il repartit et trouva tout de même un peu le sommeil. A 6H30, il reçut un appel de monsieur SCHMITT :

- John, nos équipes de Nazaré ont mis la main sur un individu qui s'est connecté pendant plusieurs heures sur le réseau avec des pénétrations sur vos ordinateurs de bord. Pour l'instant, il n'a pas avoué mais on va mettre tous les moyens en œuvre. Je vous en dis plus tout à l'heure.

C'était loin de régler le problème mais il y avait cependant une petite avancée. Il fallait encore attendre et le trou noir se rapprochait…

Vers 7H45, nouvel appel de monsieur SCHMITT :

- On a également arrêté deux complices. Tous les trois sont des « Frères musulmans »[25]. Ils ont avoué et sont fiers de mourir pour ALLAH ! Il leur a été clairement annoncé que, faute de transmission de la clef de téléchargement, on ferait sauter la Mecque, bourrée de pèlerins, 200 mosquées en France, 50 en Espagne et 20 au Portugal avec un communiqué donnant leurs noms. Fiers de mourir pour ALLAH, ils le seraient peut-être moins avec des milliers de morts. Pour les « motiver », on leur a dit qu'ils seraient exposés publiquement devant les

---

[25] **Frères musulmans** : organisation islamiste composée d'un appareil militaire. Son objectif est l'instauration d'un État islamique. En 2108, on estimait que ce mouvement était soutenu par 35% de la population française, 25% de la population espagnole et 15% de la population portugaise. L'islam radical avait envahi l'Europe sauf la Pologne, la Suède, l'Allemagne et la Hollande.

musulmans et qu'on ne leur ferait pas le cadeau d'une exécution. Tactiquement, on les a pris un par un et, ensuite, mis ensemble sans témoins. Les autorités islamiques ont été informées. Il ne reste plus qu'à espérer mais il est impossible de faire un pronostic : ce sont des fanatiques !

- Bien, dit John, mais dans moins de 12H, nous ne serons plus de cette vie…
- Je sais, lui répondit monsieur SCHMITT. Il faut tout de même garder espoir car, au-delà de ces trois criminels, le réseau islamique mondial est conscient des conséquences à terme de cet attentat.

Bien difficile de prévoir les réactions et le compte à rebours était malheureusement enclenché. Pour accentuer les pressions, les organes de presse avaient reçu un communiqué : l'heure n'était plus à la confidentialité, en dehors de la destination finale du vaisseau[26]. Finalement, cela n'avait plus beaucoup d'importance sous réserve que les missions restantes sur les autres pays restent secrètes. Même s'il y avait de nombreux conflits armés sur Terre, nul doute que cette information ferait la « Une » des émissions médiatiques.

John mis sur le pied de guerre les informaticiens de l'équipage en espérant qu'ils seraient mis en action. Une tentative d'immobilisation de Galacticia avait été tentée mais les terroristes avaient prévu cette hypothèse. Même à

---

[26] A noter que les scientifiques terriens avaient prouvé depuis plusieurs dizaines d'années l'existence d'autres planètes habitées : 1000 milliards de galaxies avec, pour chacune, de 100 à 200 milliards d'étoiles. De quoi assurer que les terriens étaient loin d'être les seuls.

vitesse réduite, le vaisseau poursuivait sa dérive vers le trou noir.

La procédure prévoyait qu'en cas de certitude de destruction de l'appareil, une diffusion de gaz d'endormissement devait être faite. Des masques étaient cependant prévus pour les membres d'équipage. John ne pouvait éviter de prévoir cette action. Bien à contrecœur, il effectua le travail de préparation.

Pour faire monter la pression et donner de la crédibilité, Terra Nova fit détruire 3 mosquées : Une en France à Toulouse, une en Espagne à Séville, une au Portugal à Lisbonne. Afin d'éviter des victimes, un message d'alerte avait été envoyé. Beaucoup de musulmans n'y croyant pas, il y eut tout de même une centaine de tués. Des vidéos furent tournées et transmises immédiatement aux trois terroristes en leur disant que cela allait se poursuivre rapidement. Après avoir été « travaillés » individuellement, les trois criminels ont été réunis et laissés seuls après le visionnage des films.

Un point positif mais loin d'être déterminant : les trois assassins ne semblaient pas d'accord entre eux. Les psychologues de Terra Nova avaient été mobilisés afin de déterminer le meilleur moment pour reprendre ces individus un par un et tenter de les faire parler. C'était le moment d'utiliser la quatrième composante de l'intelligence émotionnelle consistant à se mettre dans la vision de l'autre avec l'empathie nécessaire. Seul moyen pour entamer le mécanisme permettant d'obtenir les codes de téléchargement.

Cela dit, le temps passait et le trou noir se rapprochait. John commença à calculer avec son équipe le moment où la motorisation du vaisseau ne permettrait plus d'éviter la catastrophe. Pas très rassurant : il restait environ 6 heures. Obligation, donc de prévenir les passagers de la situation et de mettre tout le monde en état d'alerte absolu. Cela demanderait plus d'une heure et demie. Donc, environ quatre heures avant d'avoir à lutter contre une panique à bord.

Chapitre 12

DES AVEUX TARDIFS

Un appel de monsieur SCHMITT interrompit la discussion :

- John, deux des terroristes sont finalement d'accord pour transmettre les codes. On les prend séparément pour en vérifier l'exactitude. Afin de gagner du temps, mettez vos écouteurs et restez en liaison,
- D'accord mais je dois préparer tous les passagers à la procédure dite malheureusement « finale ». Au mieux, on va devoir supporter de grosses turbulences, au pire, on y passe ! Mais, ok, je conserve le téléphone sur moi en mains libres.

John fit convoquer tous les accompagnants. Il était indispensable que les passagers aillent dans leurs appartements et se sanglent fermement sur les sièges prévus à cet effet.

Dix minutes après, il commença son intervention en salle de réunion, pleine à craquer. Il était accompagné par Shirley :

- « Je n'ai pas de bonnes nouvelles. Le vaisseau a subi une attaque de terroristes terriens musulmans. Ils ont détruit le système de navigation ce qui nous dirige vers un trou noir dans environ 5 heures. Le pire n'est pas encore sûr car deux terroristes ont fini par accepter de transmettre les codes permettant de réaliser un nouveau téléchargement du programme de navigation. Je vais être honnête avec vous : je ne sais pas encore si nous y parviendrons dans les délais requis. Dans tous les cas, les turbulences vont être très fortes et tout le monde doit être sanglé. Si l'issue est fatale, nous endormirons tous les passagers, y compris vous-mêmes. Ensuite, ce sera le tour de l'équipage en dehors du copilote et de moi-même ».

Inévitablement, les réactions survinrent : pleurs, panique…John poursuivit :

- « Vous avez été sélectionnés pour la maîtrise de vos comportements et savez que ce que les terriens qualifient de « mort » n'est qu'une transition vers une autre dimension. J'attends de vous toutes et de vous tous un comportement mieux adapté aux rescapés de la malheureuse planète Terre. Ils n'ont pas toutes vos connaissances et, pour eux, la fin de la vie incarnée reste tout de même terrifiante. Vous êtes là pour les aider. Notamment, il y a une manière de leur présenter les choses et, de plus, par précaution, j'ai décidé d'endormir tout le monde. Si, par chance, nous sortons de cette dramatique situation, il y aura le réveil et la possibilité de poursuivre l'incarnation. Dans le cas inverse, ils ne se rendront compte de rien et vous non plus, d'ailleurs. Vous devez veiller à ce que tout le monde soit fermement attaché à son siège. Je déclencherai la diffusion du gaz d'endormissement si la possibilité d'une issue fatale est forte et ne préviendrai personne de la diffusion. Veuillez m'excuser pour la rapidité de mes propos mais il faut que je rejoigne au plus vite mon équipe pour tenter de télécharger le logiciel. Votre responsable Shirley va rester un peu avec vous et répondre aux questions en rappelant tous les points de la procédure. Je n'ai plus qu'un seul mot à vous dire : merci pour tout. Gardons tout de même espoir jusqu'au bout ».

John retourna au poste de pilotage et, en cours de déplacement, reçu un appel de monsieur SCHMITT :

- John, on peut vous transmettre les subroutines[27]. Malheureusement, il y en a deux car chaque terroriste a une version différente,
- Je cours vers le poste de pilotage et on va regarder immédiatement,
- Surtout, restez en ligne, insista monsieur SCHMITT.

En courant, John se rendit au poste de pilotage et descendit dans le petit local des calculateurs. Premier téléchargement et premier essai avec un résultat négatif...deuxième téléchargement et toujours un blocage !

- Merde, dit John, je commençai pourtant à y croire,

---

[27] **Subroutine** : mini programme comprenant les instructions de téléchargement.

- Commandant, dit l'un des navigateurs, chaque subroutine comprend une cinquantaine d'instructions. Je vais faire une analyse comparée. Il faut qu'on y arrive.
- Il ne reste plus que trois heures, à peine, dit John. Faites le travail et mettez vos masques car, malheureusement, il faut que je lance la procédure d'endormissement.

Là-dessus, John remonta et rencontra son comité de direction. Shirley était revenue :

- J'ai eu beaucoup de mal à gérer les comportements de nos accompagnants, dit-elle. J'espère que la panique sera évitée,
- C'est compréhensible, répondit John, mais nous n'avons plus le choix. De toute façon, je vais lancer l'endormissement général. Allez dans vos appartements et sanglez-vous fermement. C'est valable aussi pour toi, Ange-Marie. Ne resterons éveillés que mon copilote, deux navigateurs et moi-même.

Galacticia commençait déjà à transmettre des petites vibrations. Ange-Marie avait les yeux mouillés :

- De toutes façons, on va se retrouver là-haut, hein ? dit-elle à John,
- Oui ma chérie, dit John qui était également profondément ému. Va tout de suite te sangler dans notre appartement.

L'un des navigateurs surgit :

- Commandant, on a trouvé et ça semble marcher,

- Bon, mettez vos masques et on se retrouve avec Bruce. Je n'ai aucune idée de la capacité de la motorisation à nous sortir de ce merdier !

Bien triste, après s'être assuré que tous les passagers étaient sanglés, John lança la diffusion du gaz d'endormissement. Le vaisseau commençait à subir de fortes turbulences. Les quatre « éveillés » mirent leur ceinture et John dit :

- Bon, à nous de jouer. C'est l'heure de la dernière chance. Comme disait le philosophe Francis BACON : « on risque beaucoup plus à ne rien tenter qu'à ne pas réussir ».

Chapitre 13

LA CRISE

Pendant qu'Harvey faisait l'analyse, John discuta avec Bruce :

- Les turbulences deviennent fortes, constata John. On va augmenter la gravitation car les meubles et les objets risquent de valser partout. Elles m'inquiètent aussi pour la résistance de la structure de Galacticia,
- J'ai une idée, Commandant, répondit Bruce. En admettant que le programme finisse par fonctionner, il faudra connecter les moteurs de récupération de gravitation pour soulager les quatre autres moteurs et, paradoxalement, reprendre de la vitesse avec une trajectoire tangentielle[28] à l'attirance du trou noir plutôt que de s'obstiner avec un cap visant à sortir vite de l'attraction. Mieux vaut se mettre un peu dans le sens du courant pour éviter de détériorer la structure,

[28] **Tangente** : la tangente à une courbe en un de ses points est une droite qui se rapproche au plus près de ce point.

- Vous avez une bonne idée lui répondit aussitôt John. De toute façon, au point où nous en sommes…

John se maîtrisa pour ne pas consulter Harvey ; il valait mieux lui laisser du temps et toute sa concentration. Cela dit, les minutes semblaient des heures ! Le vaisseau tanguait de plus en plus fortement.

Harvey surgit vingt minutes plus tard :

- Commandant, on a trouvé et le bon logiciel est en train de se télécharger. Dans trois minutes, vous allez pouvoir tester.
- Super ! s'exclama John. Il reste quelques chances de s'en sortir même si c'est loin d'être gagné…on verra. Mais bravo et si on échappe à la catastrophe, vous me direz comment vous avez fait.

Quelques instants passèrent et Harvey hurla :

- C'est bon, vous pouvez tester !

Effectivement, les commandes répondaient mais le plus dur était devant : sortir du champ d'attraction. John suivit les conseils de Bruce : augmentation de la vitesse et prise d'une trajectoire tangentielle. Les deux hommes avaient partagé de nombreuses heures de pilotage et John avait une grande confiance en Bruce qui avait l'art de trouver les bonnes astuces, ce qu'il venait encore de prouver. Aussitôt, il y eut un peu moins d'amplitude des turbulences mais des secousses plus brutales. Les quatre moteurs étaient lancés à 75%, le reste reposant sur les deux systèmes de contre-gravitation.

Bruce avertit immédiatement :

- Ça cloche. On va vers une surchauffe des moteurs principaux ; je ne comprends pas,
- C'est malheureusement simple lançât John. L'attirance du trou noir contrecarre les moteurs. On est comme avec un moteur mécanique terrien face à une pente trop forte. Pas le choix, on descend les moteurs principaux à 50% et on pousse les deux autres.

Les deux pilotes attestaient de leur complémentarité : pas d'ego et on prend la meilleure idée.

Approximativement, le cap tangentiel était respecté mais Bruce dit à voix forte :

- Les moteurs principaux chauffent un peu moins mais les deux autres risquent tout simplement de se consumer !
- Bon, dit John, on garde le cap mais on réduit encore : 35 % pour les moteurs principaux et 45% pour les autres.

Les températures des systèmes de propulsion demeuraient très élevées mais encore supportables, semblait-il. Les turbulences persistaient et commençaient à fatiguer les quatre hommes. Pas d'autres choix que de continuer en subissant des secousses très brutales. Le cap était difficile à maintenir mais il était tout de même tenu : pas bien mais pas mal tout de même. Cela occupait les pilotes qui, pendant ce temps, ne pensaient à rien d'autre. La climatisation du vaisseau avait de plus en plus de mal à évacuer les calories et les quatre « éveillés » étaient trempés de sueur. Harvey et son collaborateur avaient rejoint le poste de pilotage avec, pour ce dernier, une belle bosse sur le front car il s'était fortement cogné contre une paroi à la suite des turbulences.

Ils rencontraient des difficultés à maîtriser la situation tout en constatant une trajectoire rectiligne. Il se passa 1/2H jusqu'à ce que John constate :

- Les moteurs principaux ont refroidi de 2 degrés. Souhaitons que ça continue !
- Vous avez raison, commandant, et j'ai l'impression que les turbulences deviennent moins brutales,
- Mince, dit John, le moteur n°4 vient de se mettre en rideau. On va compenser avec les trois autres. Décidemment… ! et les gars de la maintenance sont endormis, donc, impossible de voir ce qu'il se passe.

Logiquement, les trois moteurs allaient reprendre de la température et, peut-être, se mettre aussi en panne. Les minutes qui suivirent semblèrent une éternité. Un point positif tout de même, les trois moteurs restants ne montaient pas en température. Autre facteur positif : les turbulences devenaient moins brutales. John décida de modifier le cap de 2 degrés : la trajectoire suivit et la température de la motorisation diminua légèrement, ce qui provoqua une lueur d'espoir.

Chapitre 14

LE PIRE N'EST JAMAIS SÛR !

Diminution des turbulences, de leurs brutalités, refroidissement des moteurs, maîtrise progressive de la trajectoire…pas de doute : le pire avait été évité. Il était près de 23H et John pensait déjà à la procédure de remise en ordre générale car il restait tout de même suffisamment de temps pour parvenir à respecter le cahier des charges de la mission.

- Bon les gars, dit John en s'adressant aux trois autres, il faut reprendre l'initiative dans l'ordre. Vous avez fait un boulot remarquable et je compte encore sur vous pour respecter les consignes suivantes :
    - Je vais sortir de l'endormissement les membres du comité de direction afin de pouvoir faire une réunion avant la nuit. On va utiliser le gaz de réveil en sachant que pendant trois à cinq minutes, c'est le subconscient qui s'exprimera avec une absence de contrôle des comportements,
    - Bruce va reprendre le cap de Terra Nova en restant avec Harvey. Quant à vous, il faut immédiatement réveiller les deux autres

pilotes, l'équipe de maintenance et le personnel de cuisine. Je viendrai vous aider après avoir fait le nécessaire pour le comité de direction,

- On réunira ce comité le plus vite possible pour voir tous les problèmes à commencer par le moteur n°4 mais je suppose qu'il doit y avoir pas mal de dégâts matériels. Si nécessaire, on travaillera une bonne partie de la nuit pour permettre un réveil des passagers demain matin à l'heure habituelle dans les meilleures conditions possibles. Shirley prendra soin de réveiller plus tôt les accompagnants pour les informer de la situation et de la procédure de réveil avec ses effets comportementaux,
- Avec Bruce, je mettrai en place les pilotes de relève. Cela nous permettra de dormir un peu. Je ferai une réunion avec les accompagnants avant qu'ils interviennent, c'est une question de considération,
- Durant le petit-déjeuner je ferai une intervention sur le réseau de télévision interne destinée à une information générale,
- Le programme de préparation reprendra après-demain. Avant, beaucoup d'activités physiques et une adaptation de l'alimentation pour éliminer le cortisol[29] car ils ont dû en sécréter beaucoup.

---

[29] **Cortisol** : c'est une hormone du stress physique et émotionnel. Son excès provoque de nombreuses pathologies comme la baisse de l'immunité, l'anxiété, la dépression, le désordre métabolique.

Sur ce, malgré la fatigue, ils passèrent à l'action. Le processus de réveil n'était pas toujours simple à réaliser. Il fallait attendre que chaque personne reprenne un comportement normal. Pas d'autres choix que d'attendre au moins 5 minutes pour éviter des attitudes préjudiciables à tous égards.

John commença par aller réveiller Christine, la responsable de communication. Elle émergeât rapidement en commençant par dire à John en dégrafant son corsage :

- Commandant, j'ai envie de faire l'amour avec vous.

Pas facile pour John de conserver son propre contrôle ! La femme était vraiment belle : une poitrine de rêve avec des seins magnifiques. Comme beaucoup de femmes de Terra Nova, Christine avait une morphologie permettant d'éviter les soutiens-gorges et sa jupe fendue laissaient apparaître des jambes qui ne demandaient qu'à être caressées…Heureusement pour John, son intelligence émotionnelle emprunta le circuit long[30]. Il se serait bien laissé faire mais raisonna sur toutes les conséquences possibles. Finalement, elle reprit ses esprits et dit à John :

- Excusez-moi, commandant, mais je suis bien obligée de vous avouer que vous m'avez toujours attirée. Mais je connais l'attachement que vous avez pour votre épouse que j'apprécie d'ailleurs beaucoup,

---

[30] **Circuit cérébral des émotions** : le circuit court occulte le passage par le cortex préfrontal. Cela provoque des réponses comportementales immédiates directement issues de l'amygdale. Le circuit long fait intervenir, avant toute réponse comportementale, le cortex préfrontal qui associe raisonnement et valeurs à l'émotion. Il permet un contrôle des pulsions.

- A mon tour d'avouer que vous ne me rendez pas indifférent mais vous savez que le non-respect des principes de fidélité finit toujours par provoquer des catastrophes. Pour éviter des complications, je vous propose de garder cela pour nous. A défaut du reste, on aura ce secret !
- D'accord, répondit-elle, en remettant son corsage avec un sourire traduisant tout de même un peu de déception.

Sur ces entrefaites, John poursuivit le travail sur les autres membres du comité avec quelques petits incidents n'ayant rien à voir avec celui de Christine. Il se disait qu'il y aurait forcément des problèmes pour certains accompagnants car il avait eu besoin de toute son énergie pour ne pas céder ! Il alla donc réveiller Ange-Marie en étant très content d'avoir tenu le choc car…elle aussi en valait la peine !

Deux heures plus tard, le comité de direction se réunit. Une bonne nouvelle : le moteur n°4 s'était arrêté uniquement par suite d'une mise en sécurité automatique. Pas de dégâts. Mais aussi une mauvaise : il régnait un chaos indescriptible avec des objets cassés qui avaient envahi les locaux et un désordre phénoménal dans les appartements. Heureusement, les matériaux utilisés à Terra Nova étaient assez résistants.

- Bon, dit John, on va aller se reposer un peu et deux heures avant le réveil des passagers, tout le monde sera sur le pied de guerre pour faire au mieux. Merci pour tout et surtout pas d'abus durant les quelques minutes suivant le réveil des femmes poursuivit-il en s'adressant aux hommes avec un large sourire.

Les membres du comité partirent donc récupérer un peu. John s'assura que les pilotes de relève géraient bien la situation et alla rejoindre Ange-Marie dans leur appartement.

- Dis-moi, interpella Ange-Marie, ta responsable de com t'a regardé d'une drôle de façon durant la réunion, non ?
- T'inquiète répondit-il, ça lui passera.

Inutile de dire qu'Ange-Marie n'était pas totalement convaincue mais elle finit par dire :

- Ah, les hommes ! Bref, passons.

Sur ce, un endormissement et quelques petites heures de sommeil furent salutaires.

Chapitre 15

REMISE EN ORDRE

A 6h30 du matin, réunion avec tous les accompagnants. Les réveils furent parfois difficiles et John espérait qu'il n'y aurait pas trop d'incidents du type de ce que lui-même avait vécu. Pour gagner du temps, tout le monde était entassé dans la salle de réunion. John expliqua les évènements passés et, surtout, la chance de s'en être aussi bien tirés. Il expliqua le processus de réveil qui allait donner plus d'une heure de travail pour chacune et chacun ainsi que la nécessité de remettre de l'ordre dans les appartements et la nécessité de prise de molécules de détoxication pour tous les passagers. Il annonça également son intervention télévisée qui devait impérativement être suivie à 10H par tous les rescapés. Après avoir répondu à quelques questions, il clôtura la réunion assez rapidement, voulant réunir une nouvelle fois son comité de direction et préparer son intervention télévisée.

Les équipes avaient déjà bien travaillé pour les remises en place mais les traces demeuraient encore nombreuses. Beaucoup d'agitation, donc, au sein de Galacticia mais tout le monde était vivant !

Priorité fût donnée à Bob, en tant que responsable de la maintenance, durant la réunion du comité :

- On s'en sort bien, dit-il. La motorisation est intacte et la structure du vaisseau a bien résisté. Quelques soucis avec la climatisation et le régénérateur d'eau mais tout cela va vite rentrer dans l'ordre. Inutile de dire que mon équipe est éreintée,
- Pas étonnant dit John, et nous aussi d'ailleurs, mais on va faire avec. Tous ces problèmes ne vont pas favoriser l'état d'esprit de nos rescapés qui subissaient déjà une rupture difficile. On va diffuser un peu d'euphorisant et cela nous fera aussi du bien ajouta-t-il en souriant.

S'adressant à Christine :

- Vous allez faire en sorte de trouver des messages conduisant à l'optimisme des passagers.

Petit sourire d'Ange-Marie qui décida tout de même de garder le silence. Tous les participants vaquèrent à leurs nombreuses occupations de la journée et John se concentra sur sa prochaine intervention télévisée.

A l'heure dite, la diffusion commença :

« Bonjour à toutes et à tous,

Commençons par des pensées de gratitude à l'intention du Créateur. Nous sommes en vie et Galacticia va nous conduire à bon port.

Une pensée de reconnaissance également pour les concepteurs et compagnons qui ont su réaliser cet appareil qui a prouvé sa fiabilité car les conditions, je ne vous le cache pas, étaient extrêmes.

Enfin remercions les équipes de Terra Nova qui se sont mobilisées pour parvenir en un temps record, même si limite, à faire en sorte que les terroristes se plient à nos demandes.

J'aurai l'occasion ultérieurement de vous expliquer toutes les raisons du désordre terrien. Les facteurs sont multiples et leur addition conduit à un délabrement général qui doit conforter votre décision de quitter ce qui devient un enfer.

Bien évidemment, nous avons pris du retard sur le voyage. Nous allons nous efforcer de le rattraper pour tenter d'arriver le jour et à l'heure prévue. Retard également sur votre programme de préparation, mais cela aussi, nous allons y remédier le plus vite possible.

Aujourd'hui, il s'agit de vous remettre en bon état physique et mental. Vos accompagnants ont déjà reçu les consignes afin de reprendre un déroulement normal dès demain. Merci par avance pour votre coopération car nous ne pourrons pas faire le nécessaire à votre place.

Pour ceux qui ont des enfants, soyez particulièrement à leur écoute et faites-les parler. Il est important qu'ils expriment leurs inquiétudes qui sont des émotions négatives.

Il a été indispensable de détruire plusieurs mosquées dans vos pays. Nous avons prévenu les musulmans mais ils ne nous ont pas cru d'où, malheureusement, un nombre important de victimes. Si la confidentialité de notre mission de sauvetage a été rompue, sachez que celle de notre destination est préservée. Des leurres ont été lancés et ils ne peuvent désormais ni nous repérer ni connaître notre lieu d'arrivée. Soyez donc rassurés pour la suite.

Vous allez recevoir des formations approfondies sur la biologie de la vie. C'est indispensable pour comprendre et accepter tous les processus que nous allons vous demander de suivre afin d'avoir la meilleure adaptation possible dès votre arrivée.

Nous aussi avons besoin de nous reposer mais la remise en totale conformité de notre vaisseau va prendre une bonne partie de la journée. Une première inspection confirme qu'il n'y aura pas de problèmes.

C'est donc un message de sérénité et d'optimisme que je vous adresse. A bientôt et poursuivez votre rêve de vie meilleure. Vous le pouvez vraiment »

John retourna au poste de pilotage pour parfaire la navigation et se tenir informé du bon fonctionnement de tous les systèmes.

Un appel de monsieur SCHMITT arriva :

- Alors, John, tout rentre dans l'ordre ?
- Oui, mais au propre comme au figuré, nous avons eu très chaud. Pour l'instant pas de gros problèmes mais beaucoup de travail. Honnêtement, on est crevés !
- Normal, on le serait à moins. Je vous laisse à vos nombreuses occupations et à demain. En tous cas, bravo à tous !

En milieu d'après-midi, John ordonna une check-list générale de tous les systèmes et particulièrement des calculateurs. Incroyable, tout était redevenu nominal. Le gestionnaire de vol, FMS[31], indiquait même une arrivée

[31] **FMS** : en anglais « Flight Management System ».

conforme à l'heure prévue. L'intégralité fut testée, jusqu'aux patins d'atterrissage.

Cependant, tous les réveils n'avaient pas été faciles et quelques incidents, y compris ceux d'ordre sexuels remontaient. La nature étant ce qu'elle est, il fallait bien gérer ces aspects. Il y aura fatalement quelques perturbations relationnelles mais cela fait partie de la vie. Finalement, en début de soirée, la vie à bord reprit un cours quasiment normal.

Chapitre 16

SUITE DU VOYAGE

Progressivement, la vie du voyage intersidéral reprenait son cours que ce soit dans le contenu ou les horaires. Les cuisiniers, très progressivement, orientaient la restauration vers les caractéristiques de celles de Terra Nova. Petit à petit, la biologie du corps des terriens devait générer une énergie vibratoire plus élevée.

Le plus difficile demeurait l'élargissement du champ de conscience des rescapés. Ils devaient changer de paradigmes[32], de culture, de comportements. Acteurs qui assimileraient sur le plan intellectuel mais qui devraient surtout expérimenter avant d'admettre tous ces nouveaux principes. A chacun son rythme et les accompagnants avaient en ce domaine un rôle stratégique.

L'intrication autorisant la téléportation était prévue une semaine avant l'arrivée sur. A ce stade, il devenait

---

[32] **Paradigme** : ensemble de principes, de théories, de méthodes et de valeurs qui définissent une approche particulière pour comprendre et expliquer un phénomène.

indispensable que les terriens soient confirmés dans la préparation. Plusieurs tests étaient prévus avec une individualisation rendant parfois nécessaire la mise en place d'actions spécifiques et différentes pour les membres d'une même famille.

Une multiplication des échanges entre les rescapés était programmée afin de créer une dynamique générale. Les perceptions étaient logiquement différentes selon les individus et leur culture. Chaque jour, les accompagnants se retrouvaient pour échanger et se transmettre les bons processus.

Après quinze jours de voyage, les résultats commençaient à apparaître. John s'occupait de moins en moins de pilotage et de plus en plus de la formation. L'impact des interventions d'Ange-Marie sur l'art et la culture était évident et préparait convenablement les terriens à leur nouvel environnement. Mais la reconstruction mentale et physique prenait du temps. On ne refait pas une vie et une philosophie en quelques semaines. Même s'ils avaient été formés avant le départ, il fallait donner du temps au temps car le doute est l'école de la vérité et passe par l'expérimentation. La convivialité concourait à une ambiance générale très agréable mais c'est toute une éducation et des habitudes qu'il fallait revoir.

Pour certains, il y avait forcément des passages à vide, des interrogations, des doutes profonds avec, parfois, une baisse de la motivation à évoluer.

NOTA : Les chapitres suivants abordent les thèmes constituant les axes principaux des formations d'adaptation à des formes de vie et de conscience plus évoluées. C'est indispensable pour mieux comprendre les paradigmes de ce qui conduit à une évolution accélérée. Il s'agit d'une vision ayant pour but une meilleure compréhension du sens de la création et de son universalité.

Chapitre 17

LES SUJETS DE BASE

L'évolution de notre intériorité suppose d'avoir un « véhicule » en bon état. Sur Terre, dans un premier temps, l'espérance de vie a beaucoup progressé. Mais on a constaté dès les années 2000 dans certains pays une tendance à la stagnation, voire à une baisse de celle-ci. Surtout, les périodes de vie en mauvaise santé ont augmenté considérablement[33]. La crise du covid n'avait rien arrangé avec les interventions malheureuses de « big pharma » et, notamment, les vaccins dont on avait pu constater les effets secondaires. Les sources de préjugés sont dans les passions et il y en avait eu beaucoup !

Économiquement, après les 30 glorieuses, les 50 affreuses sont parvenues à dégrader l'ensemble du système financier mondial. Les seules réponses aux crises furent l'endettement pour lequel la France s'est particulièrement

---

[33] En France, l'espérance de vie est de 79,9 ans pour les hommes et 85,9 pour les femmes (2024) avec le deuxième rang européen. En bonne santé, 63,7 ans pour les hommes et 64,6 pour les femmes (2024) et 10ème rang européen.

illustrée tout en conservant la première place du podium pour la pression fiscale. Quelques rares économistes intellectuellement honnêtes avaient averti[34]mais le personnel politique a persisté dans le déni. Les terriens étaient assis sur un baril de poudre dont on ne savait pas encore d'où viendrait l'étincelle. Une certitude : cela allait arriver et les crises sociétales seront phénoménales accentuant les problèmes des pays pauvres que l'Occident ne pouvait plus aider avec une remontée des conflits internationaux. La Terre a vécu sur le reste des réalisations des « éduqués » d'après la seconde guerre mondiale qui…étaient partis à la retraite pour laisser la place à des jeunes dont beaucoup ne savaient ni lire ni compter à l'âge de 15 ans !

Sur le plan éducatif, on a assisté à une véritable décomposition : démissions des parents et délitement des « instructions nationales ». Le niveau de connaissances s'est dégradé et les valeurs morales permettant de vivre convenablement en société ont disparu. Comme d'habitude, les États-Unis ont montré le mauvais exemple mais la France s'est particulièrement bien distinguée dans ce désastre.

Concernant la sécurité, la délinquance a explosé avec une vie de moins en moins respectée et des systèmes judiciaires qui, sous prétexte d'indépendance, ont plongé dans l'idéologie avec une impunité croissante. Nous avons assisté à un envahissement des immigrés qui venaient chercher ce qui restait mais il y en avait de moins en moins.

---

[34] Une mention particulière doit être faite à Marc TOUATI qui n'a cessé de prévenir.

Il n'était donc pas étonnant de voir quelques minorités rechercher une autre planète car les lois universelles de la Création ne permettaient plus à la Terre de subsister.

C'est donc à une véritable reconstruction individuelle que les responsables de Terra Nova devaient faire face. Comme nous avons pu le voir, une préparation avait été opérée sur Terre pour les rescapés mais la tâche demeurait immense. Les quatre semaines restantes de voyage firent l'objet d'un programme approfondi mais il était prévu un accompagnement de plusieurs mois dès l'arrivée sur cette planète préservée.

Chapitre 18

LECORPS HUMAIN, GENIALE MACHINE

Par petits groupes, les responsables de cette formation se sont efforcés de refaire un parcours intégral quel que soit le niveau de connaissance des rescapés et, ceci, en plusieurs séances :

- Anatomie générale avec les 206 os, 639 muscles et 360 articulations,
- Les principaux organes et leurs fonctions,
- La programmation génétique d'une rare complexité,
- Le non-vieillissement du cerveau qui compense la perte des neurones à l'aide de nouvelles connexions,
- …

Non seulement, cette géniale machine fonctionne en parfaite indépendance mais elle se renouvelle en permanence. Même si la « photocopie » cellulaire se dégrade avec le temps, la durée prévue par le potentiel génétique est de 140 ans.

Sur Terra Nova, l'hygiène de vie était excellente, ce qui amenait la plupart des habitants à un âge de 120 ans avec une préservation des facultés mentales et sans maladies graves. C'était le résultat d'un ensemble de bonnes habitudes :

- Un sommeil de 7 à 9H avec des horaires réguliers,
- Une alimentation équilibrée, entièrement naturelle sans protéines animales,
- Une activité quotidienne d'un minimum d'une heure ce qui permettait, entre autres, de faire travailler les émonctoires[35],
- Une santé mentale régénérée par un minimum de deux médiations quotidiennes.

Par ailleurs, beaucoup d'informations données sur la nécessité de mettre en harmonie son corps physique avec son corps psychique qui, lui, relève de la dimension quantique avec une énergie conduisant à la matérialisation biologique.

Les formateurs insistaient également sur le fonctionnement cellulaire car on y trouve toute l'intelligence de la vie dans la membrane et les données de reproduction dans le noyau. Sur ce dernier point, pour optimiser la compréhension et prendre conscience que chaque cellule a un rôle au bénéfice du « collectif » qu'est le corps, il fut demandé aux participants de lire l'œuvre d'un terrien : « La biologie des croyances »[36]. Un autre aspect faisait l'objet de développements : l'interdépendance entre tous les éléments de l'organisme.

---

[35] **Émonctoires** : organes éliminant les déchets. Il s'agit principalement du foie, des intestins, des reins, des poumons et de la peau.

[36] *« La biologie des croyances »*, Bruce H. LIPTON, éditions ARIANE, (2016).

Certains terriens avaient déjà des connaissances mais pour d'autres, ce fut l'occasion de découvrir un nouvel univers. Un participant ne put s'empêcher de faire la remarque suivante :

- Et dire que certains pensent que la vie est due au hasard alors que l'intelligence est présente partout. Quelle prétention ces humains de la Terre !

Beaucoup de temps était consacré aux fréquences vibratoires. Plus elles sont élevées, meilleure est la vitalité, le magnétisme individuel et le niveau de spiritualité. Il fallait faire comprendre aux terriens que la pensée ne provient pas de la matière mais, qu'au contraire, c'est bien elle qui génère les molécules ondulatoires faisant apparaître celle-ci. Certains scientifiques terriens avaient prouvé ce phénomène et s'étaient regroupés dans une association dédiée à la science post-matérialiste. Très souvent qualifiés « d'illuminés », ils ont toutefois provoqué des réactions salutaires.

Les séances se terminèrent avec l'étude de la conscience, limitée par le cerveau dans l'incarnation mais servant de passage pour être une réalité dans la dimension quantique avec une note d'humour soulignant l'importance de la nature dont les humains sont issus. C'était faire la promotion de l'écologie spirituelle à la place de l'écologie…politique !

En guise d'illustration, un document contenant les principales statistiques concernant le corps humain était distribué.

Commencer par ce thème, en dehors de son utilité pratique, conduisait automatiquement les terriens vers la dimension spirituelle de la création de l'univers. Inutile d'insister sur l'enthousiasme provoqué par cette formation. Lorsqu'on constate la dimension presque infinie du potentiel d'un seul être humain, le cap vers la conscience universelle est donné.

Chapitre 19

LES APPLICATIONS PRATIQUES

Au fur et à mesure des formations, les accompagnants faisaient en sorte que les habitudes changent, notamment pour l'alimentation mais également avec des moments de méditation de pleine conscience[37]. Les résultats variaient selon les personnes ce qui demandait une individualisation du suivi. Mais les progrès arrivaient rapidement car les terriens avaient été préparés bien avant le voyage. Il en était de même pour l'alimentation. Au fil des jours, les cuisiniers orientaient progressivement vers les pratiques de Terra Nova.

Tous ces travaux s'effectuaient dans une bonne ambiance. Les journées étaient chargées avec de nombreuses activités ce qui évitaient les « gamberges ». Evidemment, certains rescapés avaient des « passages à vide », pensant à celles et ceux qui étaient restés sur Terre :

[37] **Méditation de pleine conscience** : méthode conduisant à rester en contact avec sa respiration ou les sensations ressenties à l'instant présent. Cela réduit le stress, l'anxiété et produit une sensation de bien-être.

famille et amis. La plupart du temps, les accompagnants parvenaient à trouver les bonnes solutions par le dialogue et l'expression émotionnelle. Les quelques cas plus prononcés faisaient l'objet d'une prise en charge à la fois psychologique et alimentaire avec des compléments naturels.

Ange-Marie passait d'ateliers en ateliers pour aider les terriens dans leurs occupations artistiques et culturelles. On constatait des dépassements individuels apportés par ces dimensions.

Concernant Galacticia, pas de séquelles à la suite des perturbations. Tout fonctionnait parfaitement et la navigation était nominale. Forcément, quelques petits incidents survenaient mais l'équipe de maintenance savait intervenir efficacement.

Deux semaines se passèrent sans gros problèmes et le temps était venu pour John de faire les interventions télévisées sur les valeurs à pratiquer pour assurer aux terriens une bonne adaptation à leur nouvelle vie. C'était un travail essentiel à faire mais rempli de difficultés. Chaque personne avait sa culture, ses croyances, son langage, ses rapports sociaux. Là aussi, une grande différence entre le « vécu » et le « compris ».

La première opération consista à faire apprendre la langue en usage sur Terra Nova. La méthode était particulièrement efficace avec l'aide d'un casque qui, en trois séances, intervenait directement sur la programmation neuronale. En trois jours, tout le monde fut capable de parler couramment. Consigne avait été donnée de pratiquer désormais uniquement cette langue avec tout le monde, y compris en famille. Un effet positif immédiat fut le décloisonnement des rapports entre les ressortissants des différents pays. L'ambiance générale se transforma. Restaient les différences culturelles à orienter vers la nouvelle : celle de Terra Nova. Un peu de temps serait nécessaire.

Les conditions étant réunies, John programma son intervention pour un matin. Il y en aurait cinq dans les semaines à venir avec, ensuite, un debriefing géré par les accompagnants. La durée de chaque intervention était d'environ une heure.

Chapitre 20

1ère INTERVENTION TÉLÉVISÉE

Sous l'œil vigilant de Christine et...d'Ange-Marie, John prit place devant la caméra et le prompteur. Le local était petit mais la prise de vue donnait une impression beaucoup plus vaste. Il commença immédiatement :

« Bonjour chers amis,

Nous nous connaissons depuis peu de temps mais avons déjà vécu collectivement des évènements marquants. Tout est cependant rentré dans l'ordre et j'ai le plaisir de vous confirmer que nous arriverons au jour et à l'heure prévus sur Terra Nova.

Vous avez suivi plusieurs séances de formation sur le corps humain et son fonctionnement. Même si vous étiez déjà convaincus, je ne doute pas de votre constat sur l'Intelligence génératrice de la création de l'univers et de ses composantes biologiques.

Pour parvenir au niveau des habitants de notre planète, vous avez encore à faire beaucoup d'efforts et à changer vos habitudes. Les fréquences vibratoires sont plus élevées que sur la Terre et l'adaptation de votre corps ne peut être que progressive.

Votre première surprise sera la luminosité de 15 à 20% supérieure à celle de la Terre. Mais la pesanteur est identique et vous n'aurez pas de fatigue musculaire. Cependant, il vous faudra prendre de nouvelles habitudes alimentaires, avoir une activité physique quotidienne et veiller à votre équilibre mental.

En moins de 200 ans, les terriens ont massacré la nature en oubliant que les planètes ne sont pas faites uniquement pour permettre aux humains de vivre mais qu'elles constituent un milieu permettant aux âmes de s'incarner et de poursuivre leurs évolutions. Il y a une interdépendance totale entre la nature et les humains. Tout ce qui est matériellement vivant est mortel, qu'il s'agisse des hommes, des animaux, des végétaux. Seule, l'âme est immortelle. Par ailleurs, sachez que votre ancienne planète est entourée d'une aura électromagnétique qui, combinée à l'atmosphère, participe à la vie. La pollution électromagnétique est donc lourde de conséquences.

Cette écologie spirituelle a été totalement oubliée : la nature n'est plus respectée, les réserves épuisées. Une des conséquences a été le dérèglement climatique à l'origine de nombreux drames. Les fondamentaux des systèmes économiques, déjà mal en point, ont été grandement perturbés. D'où l'accroissement de la pauvreté, les désordres migratoires, les famines : tout cela vous l'avez vécu. Mais il y a eu encore plus grave : une pollution qui n'a malheureusement épargné aucun maillon de la Création. La conséquence a été une diminution de l'espérance de vie et surtout, une majeure partie de la vie en mauvaise santé.

Nous allons étudier ensemble les masures à prendre sur les axes majeurs, à savoir :

- Un sommeil qui régénère le corps conçu pour accueillir les âmes,
- Une alimentation qui fournit, après un processus complexe de digestion, les nutriments indispensables à nos cellules,
- Une activité physique pour permettre aux émonctoires de travailler à l'élimination des déchets,
- Une hygiène mentale pour trouver les chemins de l'évolution spirituelle tout en préservant l'équilibre dans la vie matérielle.

Mais auparavant, je veux insister sur deux aspects essentiels :

- Il faut d'abord donner du temps au temps. Même si vous êtes très motivés, il faut rester progressifs. Un changement brutal risque de provoquer l'effet inverse de celui que vous espérez. La biologie n'est pas comme un rouage purement mécanique. Au fur et à mesure des divisions cellulaires, la restauration se réalise avec un minimum de délais. Certaines cellules se renouvellent très vite, comme celles des intestins ou des yeux, d'autres, comme les cellules osseuses, demandent beaucoup plus de temps.,
- Le deuxième point concerne votre individualité. Nous sommes toutes et tous uniques, donc spécifiques. Vouloir appliquer un programme identique pour tous est un non-sens. D'où

l'importance de l'anamnèse[38]que vous pratiquez avec vos accompagnants. Certaines habitudes peuvent se prendre immédiatement, d'autres demande de la progressivité et certaines doivent être tout simplement différées. Donc, ne cherchez pas à brûler les étapes mais bâtissez un programme raisonnable, mesurez l'avancement et parlez à vos accompagnants des résultats constatés.

Merci à vous de respecter ces deux consignes vraiment très importantes.

La priorité est d'abord de vous détoxifier. Pour cela, nous veillons scrupuleusement à la qualité de l'eau que nous mettons à votre disposition. Sur ce point, on pourrait sourire des bêtises faites sur Terre. Vos eaux minérales en bouteilles plastiques contiennent pratiquement autant de mauvaises bactéries que vos cuvettes de toilette ! Or, nos corps comprennent dix fois plus de bactéries que de cellules et l'eau est un support comportant des informations dont certaines relèvent de la dimension quantique. Tout ceci, nous allons vous l'apprendre. Peu avant sa mort, un illustre savant français, le professeur MONTAGNIER, avait travaillé sur les différentes propriétés de l'eau. Il a été considéré comme étant un « demeuré » atteint de sénilité. Or, il commençait à faire des découvertes sur des phénomènes que nous maîtrisons depuis longtemps sur Terra Nova. Mais la plupart de vos scientifiques refusent toujours d'admettre que l'eau est un support d'information. Cela explique pourtant l'efficacité de l'homéopathie

---

[38] **Anamnèse** : permet de constituer la liste des antécédents médicaux, les habitudes d'hygiène de vie, le bilan des molécules biologiques du corps.

férocement combattue par l'industrie pharmaceutique terrienne.

Si vous le voulez bien nous allons reprendre ensemble toutes ces informations sur le corps humain et son fonctionnement. Notez bien les questions que vous poserez ensuite à vos accompagnants. »

L'intervention se poursuivit sur le sujet avec attention et ravissement des terriens. John arriva ensuite à la conclusion:

« Souvent les mystiques s'efforcent de chercher DIEU dans les hautes sphères et les grands mystères alors qu'il faut commencer par le rencontrer dans votre intériorité physique et psychique. Votre grand philosophe SOCRATE l'avait dit : « Connais-toi toi-même ». Il est donc essentiel d'apprendre à méditer régulièrement en laissant venir au présent les émotions et les sensations. Ces méditations vous permettrons petit à petit de vous orienter vers la dimension de la Création universelle en dépassant les limites imposées par la matérialisation.

A bientôt et tous mes vœux pour la réussite de votre parcours à venir ».

Dans la minute qui suivit la conclusion, Harvey entra dans le local et, avec un ton un peu contrarié, dit à John :

- Commandant, nous allons avoir un problème sur le parcours. Vous pouvez venir tout de suite ?
- Bien évidemment répondit John. C'est grave ?
- Je ne sais pas mais, en tous cas, c'est préoccupant.

Les deux hommes partirent immédiatement au poste de pilotage où l'équipe en place était assez effervescente et tentait de se connecter avec des spécialistes de Terra Nova.

- Bon, commenta John un peu agacé, on peut faire un constat du problème avec des données précises ? En dehors du copilote, venez en salle de réunion.

Chapitre 21

UNE MAUVAISE SURPRISE

- Alors, dit John, de quoi s'agit-il ? C'est énervant ! Même en venant me chercher, vous ne m'avez rien dit. C'est quoi ce cirque ?
- On vient de détecter un orage magnétique de première grandeur, lui dit Harvey. Les systèmes ne permettent pas d'anticiper,
- C'est pourtant simple. Il suffit de le contourner, répliqua John. Vous vous en êtes aperçu comment ?
- Impossible de contourner, interrompit le copilote. Sa dimension est telle que ça prendrait plus d'une semaine pour le détour sans certitude de réussite. C'est la coupure de liaison avec Terra Nova qui nous a intriguée et fait découvrir le problème,
- Bon dit John, on va appliquer la procédure car il est trop tard pour faire une téléportation.

Effectivement, une téléportation supposait une prise de vitesse qui prendrait trop de temps. Par ailleurs, il était pratiquement impossible d'obtenir les dimensions de ce phénomène qui pouvait aussi se déplacer très vite. Ces rayonnements ionisés[39] étaient susceptibles d'endommager de nombreux circuits électriques et électroniques du vaisseau. Ce phénomène étant assez connus lors des vols spatiaux, le « durcissement » avait été appliqué sur l'ensemble des systèmes mais, évidemment, tout est question d'intensité. Une mesure à distance était très difficile avec des résultats aléatoires. Le commentaire du copilote était donc très pertinent.

- C'est pour quand ? demanda John,
- A mon avis, on a encore une heure ou deux, répondit Harvey, mais la coupure des communications prouve que nous sommes déjà un peu dedans.

Les équipes de maintenance furent immédiatement mobilisées mais personne d'autre n'avait été averti.

- Vraiment pas nécessaire de provoquer un nouvel affolement et les choses se passeront peut-être bien, commenta John.

Sa phrase était à peine terminée que survinrent des variations d'éclairage. Il devenait donc obligatoire de demander à tout le monde de rejoindre les appartements en mentionnant la traversée d'un orage ionisant et en s'efforçant de rassurer tout de même. De longues minutes s'écoulèrent avec des sautes de tensions électriques jusqu'à ce que Bob prévienne :

- La centrale d'énergie en a pris un coup. Mes hommes regardent ce qu'ils peuvent faire,

---

[39] **Rayonnement électromagnétique** : il est susceptible de provoquer des dysfonctionnements des composants électroniques et circuits électriques.

- Qu'ils attendent avant de changer des cartes car notre stock n'est pas inépuisable, ordonna John.

Là-dessus, Christine avertit que le réseau de télévision interne était aussi hors service. La situation commençait à se compliquer. Heureusement, il avait été possible de prévenir les assistants.

- Et les régénérateurs d'air ? demanda John,
- Pour l'instant, ils fonctionnent normalement, dit Bob, tout en ne semblant pas convaincu.

Ce dernier ajouta :

- Mince, le réseau vient de sauter et on est sur les batteries,
- La réserve, c'est combien de temps ? demanda John,
- Deux heures environ mais…les régénérateurs d'air commencent à faiblir, constata Bob,
- Pas le choix, intervint John, vous leur dite de réparer ce qui est possible en commençant par le régénérateur d'air. L'éclairage, on s'en fout !

Autre dysfonctionnement : les calculateurs de navigation.

- On ne sait plus où on est, commandant, dit Harvey,
- Vraiment, çà devient merdique. Je ne sais pas quoi faire de plus, dit John, en s'adressant à tout l'équipage qui commençait à s'affoler.

Les passagers étaient déjà paniqués et les accompagnants avaient beaucoup de mal à maîtriser la situation : malaises, crises de nerfs, …

Tout à coup rétablissement de la communication avec Terra Nova :

- Que se passe-t-il ? demanda monsieur SCHMITT,
- On est dans un orage magnétique et de nombreux systèmes tombent en rideau, lui dit John. Cette fois, je ne sais pas si on va s'en tirer,
- Attendez, John, si la communication radio est rétablie, c'est que vous êtes en train de sortir de l'orage,
- Oui, mais je ne sais pas si nous allons pouvoir tout réparer,
- L'important, c'est la régénération de l'air et de l'eau, poursuivit monsieur SCHMITT. Ensuite, les calculateurs de navigation. Après, le réseau de télévision interne pour communiquer. En dernier, l'éclairage.

John partit immédiatement au local technique de la génération électrique. Malheureusement, le technicien ne parvenait pas à situer la cause de la panne. Il transpirait à grosses gouttes. Cinq longues minutes passèrent avant un nouvel essai :

- Ça marche ! dit triomphalement le spécialiste,
- Attendez avant de rebasculer sur le circuit général lui demanda John. On ne sait jamais, mieux vaut attendre un peu. Je remonte faire un point et on vous dira.

John pu constater que c'était la panique à bord. Peu d'éclairage, un dîner impossible à préparer. Bref, le grand désordre. Pas question de répondre aux interpellations des uns et des autres : perte de temps et, finalement, rien de rassurant à dire.

Au poste de pilotage, une bonne nouvelle : les calculateurs de navigation avaient repris un fonctionnement normal.

- Bon, il faut rétablir le réseau de télévision interne, décida John.

S'adressant à Bob, il lui demanda le rebasculement sur l'ensemble du réseau électrique et fit commencer la réparation sur le réseau de télévision. L'éclairage redevint normal.

- On a changé une carte sur le réseau de télévision. C'est bon ! s'exclama Bob,
- Bon, dit John, je crois qu'on sort progressivement de ce bordel. Reste à reprendre en main les passagers. Sur la navigation on en est où ?
- Nominal, commandant, c'est revenu précisa Harvey,
- OK, il faut que chacun reprenne son service, dit John, et je vais préparer une intervention télévisée pour tenter de ramener le calme et redonner le moral.

Progressivement, tout rentrait dans l'ordre. John fit son intervention et les dîners furent servis avec toutefois presque 2 heures de retard. Les passagers étaient devenus plus anxieux, se demandant ce qui pourrait encore arriver. Les jours qui suivirent apportèrent plus de sérénité avec les activités et occupations diverses. Le moment était donc venu pour John de procéder à sa deuxième intervention de formation qui porterait, cette fois, sur une dimension beaucoup plus spirituelle.

Chapitre 22

INTERVENTION SUR LA CONSCIENCE

Le thème de cette seconde intervention de John portait donc sur la conscience. Vaste sujet qui demandait de nombreuses simplifications pour permettre à chacun une ouverture en correspondance avec son niveau de connaissance et d'évolution.

« Bonsoir à toutes et à tous,

Le moment est venu d'aborder un sujet qui a engendré de nombreuses polémiques su Terre. Il faut reconnaître qu'il est complexe car les preuves scientifiques de ce que je vais avancer sont rares et notre mental, avec ses limites biologiques, ne facilite pas les bonnes représentations. Je vais donc vous parler de la conscience en abordant sa survie et l'autre dimension où elle réside.

Tous les habitants de Terra Nova admettent cette dimension quantique mais chaque personne en a une idée qui est en conformité avec son degré d'évolution spirituelle. Il y a des données de base dont vous devez avoir connaissance car il s'agit d'une réalité partagée par tous les habitants de notre planète. D'ailleurs, vous êtes nombreuses et nombreux à être déjà convaincus sinon vous ne seriez pas ici.

En premier lieu, il faut savoir que vos sciences matérialistes, malgré de nombreuses recherches, n'ont jamais réussi à expliquer comment le cerveau pouvait créer la conscience avec cette spécificité humaine qu'est la conscience de soi. Et pour cause, car la réalité est ailleurs comme nous allons le constater.

Vers le début du 21ème siècle, une association de scientifiques terriens dénommée « Académie pour l'avancement des sciences post-matérialistes » a réalisé une importante publication[40]. Après avoir souligné l'échec du matérialisme et de ses théories, les idées suivantes sont avancées :

- Une survie de la conscience après la mort biologique,
- Des preuves concernant la réincarnation,
- Des explications sur les phénomènes de médiumnité,
- Un esprit qui franchit les barrières de l'espace-temps.

Les preuves sont issues de trois sources principales :

- Les expériences de mort imminentes (EMI),
- L'existence de faits de réincarnation,
- Les témoignages concernant la médiumnité.

J'insisterai sur les EMI car les témoignages sont crédibles et on retrouve chez les personnes ayant vécu cette

---

[40] « *La nouvelle science de la conscience* », éditions TREDANIEL, (2022).

expérience des constantes, quelles que soient les situations, les nationalités, les âges, les cultures. Concrètement, ces personnes affirment :

- Avoir vécu une réalité « plus réelle » que celle qu'elles ressentent dans la vie sur Terre,
- Avoir fait une sortie du corps avec une véritable sensation d'être en dehors et au-dessus de lui,
- Avoir eu une revue de vie complète d'une incroyable rapidité,
- Avoir effectué un retour dans le corps oppressant.

Les études scientifiques sur votre planète existent tout de même :

- Néerlandaise en 1988,
- Américaine en 2003,
- Britannique en 2003 et en 2006.

On peut aussi évoquer les expériences de fin de vie et des témoignages concernant la médiumnité. Je peux conseiller la lecture d'un ouvrage de médecin, le Docteur Christophe FAURÉ[41]. Sous un autre angle, il reprend les données évoquées ci-dessus.

Mais aujourd'hui, je vous demande simplement de retenir que votre vie est un chemin d'évolution spirituelle et que vous en aurez plusieurs avant d'atteindre un état de sagesse ne justifiant plus de nouveaux passages matérialisés. On ne peut pas tout comprendre avec les limitations provoquées par les capteurs sensoriels et notre cerveau. Mais les témoignages d'une autre dimension donnant un sens à la vie doivent vous motiver pour continuer à apprendre et à

---

[41] « *Cette vie et…au-delà* », éditions ALBIN MICHEL, Paris, (2022).

expérimenter. Dans votre vie, vous changez du temps en expériences.

Soyez convaincus de votre immortalité avec la survie de la conscience. En dehors de l'acquisition de connaissances sur le plan intellectuel avec de nombreuses limites consécutives à la matérialité, nous vous invitons à progresser à l'aide de méditations régulières. En plus des avantages qu'elles procurent sur la santé comme nous avons pu le voir, la méditation spirituelle vous donnera accès à des niveaux de conscience qui vont transcender votre potentiel d'analyse et de raisonnement. A chacun son rythme et à chacun sa voie. N'oubliez pas : vous êtes uniques. Vous avez une citation terrienne : « Les voies du Seigneur sont impénétrables ». C'est bien exact mais cela n'empêche absolument pas de progresser régulièrement.

Je ne terminerai pas cette intervention sans vous parler de l'intuition. Même si celle-ci peut être polluée par le cerveau, c'est aussi un des vecteurs utilisé par votre âme. Il faut donc apprendre à la laisser s'exprimer. Cela aussi demande un apprentissage grand consommateur de temps. Ne soyez pas découragés pour autant.

Entre l'intelligence constatée avec le corps humain, la nature et ce que je viens de vous dire, vous avez de quoi méditer.

Le contenu de tout ce qui a été dit avec ces deux premières interventions entraîne des conséquences sur la vie sociale et économique. Cela fera l'objet d'une prochaine intervention. Pour vous mettre sur la voie, vous êtes bien placés pour constater les dégâts provoqués par un matérialisme destructeur des valeurs permettant à une collectivité d'avoir une vie sereine.

Discutez avec vos accompagnants. On ne vous demande pas de croire sans réfléchir mais d'admettre au plus profond de vous-même. Laissez les dogmes aux religions tout en reconnaissant que certaines ont aidé à l'ancrage de certaines valeurs morales.

Bonne continuation et à bientôt ».

Ce soir là, les accompagnants eurent beaucoup de travail en répondant au mieux aux nombreuses questions tout en incitant les terriens à effectuer le travail par eux-mêmes.

Chapitre 23

UNE INVASION VIRALE

Lors de la réunion quotidienne du comité de direction un nouveau problème commença à émerger : les analyses de la maintenance confirmaient la multiplication d'un virus terrien bien difficile à éradiquer. Les traitements en usage sur Terra Nova ne semblaient pas efficaces. Plus ennuyeux quelques accompagnants étaient victimes de la pathologie : très forte fièvre grippale.

John demanda la transmission des analyses aux experts de la planète. Les premières réactions de monsieur SCHMITT ne rendaient pas franchement optimiste :

- Il s'agit d'un virus inconnu chez nous qui s'est développé sur Terre en réaction à leurs vaccins idiots destinés à combattre les grippes annuelles récurrentes, dit-il. Commencez par diffuser dans votre système des molécules de « Cinnamomum camphora »[42]. On verra ce que diront nos laboratoires étant entendu que je vois mal comment

[42] Il s'agit de l'équivalent de ce que nous appelons du « ravintsara ».

vous allez pouvoir mettre au point une thérapie adaptée. Vous avez combien de cas ?

- Pour l'instant une dizaine dont huit terriens, répondit John,
- Bon, malheureusement, vous mettez tout ce beau monde en confinement dans leurs appartements et, surtout, commencez immédiatement la diffusion de la substance,
- Ok, dit John, et on a une bonne réserve qui devrait suffire.

John avait du mal à dissimuler son énervement : l'attentat, l'orage magnétique et maintenant ce problème médical. Le voyage étant loin d'être terminé, il était tout de même inquiet car cela pouvait se terminer par une mise en quarantaine à l'arrivée.

Le lendemain le nombre de cas avait pratiquement doublé. Finalement, la mise au point d'un traitement s'avérait possible sur Terra Nova mais impossible à mettre en œuvre à bord :

- La seule chose à faire, dit monsieur SCHMITT, est de renforcer l'immunité par voie aérienne et alimentaire.

Les consignes furent immédiatement passées à Bob et aux cuisines mais les premiers malades subissaient une impressionnante poussée de fièvre.

Malgré les précautions, l'information avait vite circulé ce qui, une nouvelle fois, dégradait sérieusement le moral à bord.

- Vous maintenez à tout prix les activités ordonna John lors de la réunion du comité de direction.

Shirley, tenez-moi informé d'heures en heures de l'état des premiers malades et du nombre de cas.

Trois jours après, une centaine de passagers étaient souffrants dont un des pilotes ! John demanda aux accompagnants de faire jouer l'effet « placebo »[43]en précisant que ce serait toujours cela de gagné.

La barrière immunitaire étant multifactorielle, les premiers résultats positifs apparurent avec la diffusion aérienne, l'alimentation et...l'effet placebo. La propagation commença à diminuer et cinq guérisons furent enregistrées.

- Tu vois, dit Ange-Marie à John, il ne faut pas dramatiser !
- Peut-être, répliqua John, mais je commence à en avoir marre,
- Si tu veux une bonne nouvelle, j'en ai une : tout va bien pour nos enfants. Je viens d'en avoir la confirmation, poursuivit Ange-Marie,
- C'est déjà ça, dit John. On a assez de problèmes par ailleurs !

Finalement, l'épidémie fut évitée mais deux terriens demeuraient dans un état critique avec un pronostic vital engagé.

- Bon, dit John en comité, on a évité le pire mais nous aurons peut-être à faire face à deux décès. Il ne manquait plus que ça !

---

[43] **Effet placebo** : réduction d'une pathologie par les pensées positives d'un patient. On estime qu'il peut restaurer la bonne santé dans plus de 30% des cas.

Aucun membre du comité ne se risqua à faire un commentaire. Fin de réunion et ambiance morose. John devait faire sa troisième intervention dans 2 jours. Il s'efforça de la préparer sans tenir compte de ces problèmes.

Comme quoi le pire n'est jamais certain : indiscutablement la propagation virale était stoppée et le nombre de guérisons augmentait. Restaient les deux cas critiques tout de même.

- Pas d'autre choix que d'injecter le plasma vital d'urgence que vous avez en réserve préconisa monsieur SCHMITT à l'attention de John. Ou les deux mourront dans les deux heures qui suivent ou ils guériront vite. C'est un service à leur rendre.
- C'est un ordre ? demanda John,
- Tout à fait, rétorqua monsieur SCHMITT.

Les assistantes procédèrent aux injections. Inutile d'insister sur la tension des proches et des soignants.

- Ce n'est pas possible d'avoir fait tout ce travail pendant des mois pour en arriver là, hurla presque la conjointe d'un des malades,
- Madame, lui dit la soignante, ne vous mettez pas dans cet état car ça ne changera pas la situation : ni la sienne car il vous entend, ni la vôtre car vous allez totalement dégrader votre santé.

L'effet du plasma fut rapide et…positif : baisse de la température des deux patients, réoxygénation et reprise de la pertinence mentale.

- Commandant, avertit l'assistante par téléphone, on est en train de gagner la partie,

- Super, répondit John car je commençais à me demander si je n'allais pas tomber malade à mon tour !

Par précaution, les dispositions prises pour l'aération et l'alimentation furent maintenues pendant 48H. Un nouveau drame évité mais qui mettait en évidence une fragilité immunitaire des terriens peut-être insuffisamment anticipée. Nul doute que les spécialistes de Terra Nova tiendraient compte de ce problème car les rescapés devaient être répartis sur tout le territoire. Pas besoin de transformer une épidémie en pandémie !

John analysa toutes les données de la mission, procéda à un point général sur la navigation, l'état des systèmes et retourna à la préparation de sa troisième intervention télévisée. Même si l'ambiance générale avait été un nouvelle fois perturbée, il fallait à tout prix respecter le cahier des charges. Les journées restantes devraient permettre une arrivée positive.

Chapitre 24

LA VIE SOCIALE ET ÉCONOMIQUE

Objet de la troisième intervention de John, ce thème était stratégique pour permettre une bonne intégration des terriens dans la vie de Terra Nova. Tout n'était pas parfait sur cette planète, loin de là, mais les grands équilibres avaient été préservés, ce qui allait demander une grande reconversion.

« Bonjour à toutes et à tous,

Mes propos de ce jour doivent retenir toute votre attention car la vie sociale et économique sur Terra Nova vous impactera directement. Votre « vécu » sur place sera irremplaçable mais les informations générales que je vais vous communiquer sont destinées à éviter de nombreuses erreurs d'analyse et de comportement.

Vous n'arrivez pas sur une planète où tout serait idéal. Il y a fatalement des imperfections et, comme partout, des sources de tensions et de mécontentements. Mais vous constaterez très rapidement que de nombreuses dispositions permettent à tous les habitants de vivre dans un état d'esprit positif et constructif, ce qui n'est plus le cas depuis des décennies sur la planète Terre.

En premier lieu, la collectivité est respectée pour elle-même. Elle représente un niveau et une organisation permettant à chaque individu d'évoluer dans les meilleures conditions matérielles, morales et spirituelles. Le « bien commun » est une réalité guidant les comportements de chacune et de chacun. Cela explique que le maintien de l'ordre général mobilise un effectif d'à peine 10% de celui de vos pays. Les rares personnes qui se positionnent en dehors des règles sont immédiatement sanctionnées et mises à l'écart dans des centres les privant de liberté de circulation mais où des équipes pédagogiques font un gros travail de rattrapage. Absolument rien à voir avec vos prisons à commencer par le nombre de centres : quatre pour tout notre pays et moins de 1000 détenus. A noter que la tolérance n'y est pas exclusive de la fermeté.

Une autre spécificité : le respect d'autrui. Il commence par un « a priori » favorable dans les contacts quotidiens. Une civilité qui rend la vie agréable à tout le monde. On cherche d'abord à savoir si le prochain peut avoir besoin d'une aide quelconque. Le sourire d'abord et aucune agressivité. Il ne s'agit pas d'une simple politesse de façade mais bien d'une attitude authentique. D'ailleurs, il ne peut exister une économie libérale sans ce respect de l'autre. Si les conséquences n'étaient pas aussi graves, nous pourrions sourire de votre arrivisme social, de votre obsession du sexe et de la vague de féminisme visant à dégrader les spécificités du sexe masculin. La réalité est bien plus simple : entre une femme et un homme, le but est de réaliser une unité en respectant les différences et, ceci, en toute complémentarité.

Comme chez vous, les blessures domestiques et les accidents peuvent survenir. Dans chaque zone, une assistance médicale assure une permanence 24H sur 24. Contrairement aux forces de l'ordre, les effectifs sont très importants et surdimensionnés pour éviter toute attente. La gestion de ces antennes relève du secteur privé faisant l'objet d'une délégation et d'une surveillance de la fonction publique. Les maladies sont bien plus rares que sur Terre car les investissements de la médecine portent sur la prévention. Le système éducatif positionne la santé en priorité et en fait une matière première. Globalement, la population a une excellente hygiène de vie. Ce que vous appelez les hôpitaux, nous les qualifions de « prisons de santé ». Un maximum de soins est réalisé à domicile. En cas de besoin de matériels médicaux évolués, il y a des centres spécialisés où les séjours sont de la plus courte durée possible. Qu'il s'agisse des thérapies ou du matériel médical, nous sommes considérablement plus évolués que sur Terre.

La fonction publique, et donc le nombre de fonctionnaires, est réduite au minimum. Mais en termes de déontologie, les exigences sont très fortes. Si le droit de grève existe en théorie dans les entreprises publiques et privées, il n'est pratiquement jamais utilisé car les instances d'échanges et de dialogues se réunissent régulièrement avec le souci du bien commun et un respect individuel. Tout travail fait l'objet d'une réelle considération, quel que soit son contenu et son niveau. Nous avons constaté depuis longtemps que l'entreprise gouvernementale est le moyen le plus coûteux et le plus inefficace pour créer des emplois.

Les 20 pays de la planète ont chacun leur monnaie mais la richesse par habitant d'un pays à l'autre est assez proche. Les échanges sont nombreux et se font avec une monnaie planétaire qui sert d'ailleurs d'étalon pour l'ensemble des monnaies.

Le temps de travail est peu réglementé. Seules obligations : deux jours de repos par semaine et 45 heures de travail au maximum. En cas de dépassements consécutifs aux urgences, les heures sont rémunérées normalement mais récupérables en absences. La retraite ne peut se prendre avant 70 ans et, ensuite, l'âge de départ est libre. Constat : la plupart de nos citoyens partent en retraite vers 75 ans avec une pension minimale de 70% de la rémunération de vie active.

Vous ne serez pas étonnés de l'attention particulière que nous portons aux rémunérations. Le rapport entre la rémunération minimale et la maximale ne dépasse pas un coefficient de 20 étant entendu que la rémunération minimale permet de vivre tout à fait convenablement. Par ailleurs, nous considérons que le seul progrès social s'obtient par l'extension de la classe moyenne. Chaque poste fait l'objet d'une pesée mais le comportement intervient à 25%. Une société peut être inégalitaire mais juste si l'on tient compte du mérite individuel.

Des particularités par rapport à votre vécu sur Terre :

- L'inflation est inexistante,
- Comme pour la santé, l'éducation à la vie en collectivité est une matière d'enseignement prioritaire,
- Les enseignants, au même titre qu'un militaire ou un policier, sont considérés dans la vie sociale comme des notables. La sélection pour obtenir un titre de professeur est très dure,

- Les enfants n'ont pas de devoirs à faire à la maison. Les temps d'études et, si besoin, les sessions de rattrapage sont conçues avec cet objectif dans nos institutions éducatives. Nous attachons beaucoup d'importance à la construction de la personnalité car l'instruction apporte des connaissances mais ne doit pas affaiblir le caractère,
- Lorsqu'un couple a des enfants, il doit s'organiser pour que l'un des deux soit présent à la sortie de l'école et, ensuite, à la maison.
- Les absences des enfants à l'école sont strictement contrôlées et engagent la responsabilité des parents.

La fiscalité vous semblera originale. Il n'y a pas d'impôts sur le revenu. Les impôts sont prélevés sur les achats de consommation. Selon les pays, la part prélevée par l'État est différente mais ne peut dépasser 25% de la richesse nationale avec un minimum de 20% afin de limiter les flux migratoires entre nos différents pays.

Tous les trois ans, nos populations élisent leurs représentants qui ne peuvent faire plus de deux mandats. L'assemblée nationale est renouvelée à 50% à chaque période électorale. Les élus conservent la rémunération qu'ils avaient pour leur activité professionnelle. La politique ne constitue donc pas un métier mais un service à rendre à la collectivité. Chaque assemblée nationale désigne par vote 5 représentants pour l'assemblée planétaire et une vingtaine de responsables de secteurs d'activité pour le pays. Le rôle de ces derniers est proche de ce que vous appelez « ministre ». Point important : il n'y a qu'une seule constitution et elle est planétaire. Vous aurez une formation sur vos droits et devoirs en ce domaine lors de votre arrivée.

Comme sur Terre, les distractions sont nombreuses et variées avec cependant beaucoup plus de salles de concert car nos habitants savent que ls fréquences musicales sont éminemment thérapeutiques sans oublier le fait que la musique constitue le langage de l'âme. Les salles de cinéma que vous pratiquez n'existent pas mais sont remplacées par des salles de projection holographiques qui sont aussi des salles de théâtre.

Les téléphones portables existent peu car incorporés aux montres. De même, les tablettes et PC sont inutiles : on utilise une sorte de mini-ordinateur dont l'utilisation est limitée à deux heures par jour. Les réseaux sociaux sont contrôlés comme les chaînes de télévision. Cela va sans doute vous surprendre mais le livre en papier, comme l'écriture, est privilégié. Le mail sur clavier est inusité : l'écrit automatiquement scanné en fait office.

Il n'y a pas d'habitations collectives mais des logements individuels avec, pour chacun, environ 1000 m^2 de jardin car la botanique est essentielle pour nous. Les déchets sont ramassés quotidiennement et recyclés à 90%. Le tri s'effectue dans des centres spécialisés. Pas de poubelles mais un réservoir normé et enterré pour chaque maison. Pour la construction, nous n'utilisons que des matériaux naturels très résistants et isolants. Les surfaces vitrées sont majoritaires mais ne permettent pas la visibilité de l'extérieur. En dehors des bâtiments dédiés à la collectivité, les autres ne comportent que deux niveaux. Aucune habitation ne se ressemble et les architectes sont très nombreux.

Bien sûr, les voitures individuelles existent mais ne sont absolument pas semblables à celles que vous avez sur

Terre : pas de roues car ces véhicules sont sustentés avec l'énergie tellurique qui sert également à leur propulsion. La conduite est totalement automatisée avec une régulation de la vitesse en fonction du trafic. Pas d'agglomérations mais des zones habitées où la vitesse est limitée à 60 km/h. Hors zones résidentielles, il est courant de dépasser les 200 km/h. Les aménagements intérieurs de ces véhicules sont particulièrement soignés et leur insonorisation parfaite.

Les transports collectifs sont réservés principalement aux distances supérieures à 100 kilomètres et s'effectuent avec des trains magnétiques dont la vitesse de croisière est de l'ordre de 400 km/h. Leurs aménagements intérieurs et le confort vous ferons rêver. A l'arrivée des voitures gratuites sont disponibles. Leur financement est issu du prix de vente des voitures particulières dont le prix représente en moyenne quatre mois d'activité professionnelle.

Pas de transports aériens pour les déplacements sur la planète. Cet espace est réservé aux vaisseaux interplanétaires ou intersidéraux. Les déplacements sont nombreux mais parfaitement régulés. Les accidents sont très rares mais, malheureusement, souvent graves.

Les piétons ? Ils bénéficient de vastes trottoirs avec une traversée des voies protégée par des barrières automatiques. Il ne viendrait à l'idée de personne de les franchir !

Les véhicules à deux roues, même si très différents des vôtres, bénéficient de pistes cyclables et notez que la motorisation tellurique ne leur permet pas de dépasser les 40 km/h.

Tout ceci concourt à un environnement très différent de celui de la Terre avec peu de nuisances sonores. Véritablement un autre monde.

La cuisine des restaurants est très élaborée et les chambres d'hôtel n'existent pas. Elles sont remplacées par des petites maisons. Rien à voir avec vos « prisons » de promiscuité.

La notion de progrès matériel est peu existante car le niveau général est stabilisé. Nous sommes beaucoup plus orientés vers l'évolution spirituelle qui est une finalité déclarée. Pour tous, c'est un devoir de comprendre la Création, de parvenir à plus de sagesse par la connaissance et de développer un esprit de compassion. Tous les problèmes d'arrivisme matériel, d'envie, de jalousie nous semblent dérisoires et surtout très tristes car dommageables à toute forme d'évolution. Nous savons que l'accroissement de possessions matérielles inutiles ramollissent les civilisations.

C'est donc toute une philosophie de vie qu'il vous faut revoir mais, sur ce plan, vous êtes déjà avancés. Notre environnement vous conduira vers un autre champ de conscience avec une notion d'amour de la vie qui dépasse largement le cadre sexuel même si ce dernier peut en constituer une illustration. Pour que les actions épanouissent, il faut qu'elles aient du sens.

Profitez au mieux des formations qui restent à dispenser avant l'arrivée. Vous avez notre soutien et notre compassion ».

De nombreuses questions suivirent et l'une d'entre elle attira l'attention de John :

- Vous savez beaucoup de choses, demanda un participant. Mais quand on sait presque tout, que devient la motivation ?
- Détrompez-vous, répondit aussitôt John. Plus on a de connaissances, plus on constate qu'il en reste encore plus à apprendre. Moins vous avez de connaissances, moins vous comprenez et plus vous êtes disposé à admirer sans fondement valable. Qu'il s'agisse de l'environnement matériel ou des aspects spirituels, ce qui est à assimiler est immense. Un aspect positif : plus vous étudierez, plus vous aurez envie de continuer car votre conscience de non-connaissance s'amplifiera. De plus, la connaissance conduit à l'espoir. Par ailleurs, le cerveau est un organe très puissant que vous n'utilisez qu'à 10% de son potentiel.
- Et que pensez-vous de l'intelligence artificielle ? interrogea une participante,
- En préalable, il faut souligner une erreur d'appellation, dit John. Il s'agit de traitement de données et en aucun cas d'intelligence. Nous utilisons ces machines depuis des décennies. Elles ont deux avantages principaux :
    - Une immense capacité de stockage d'informations,
    - Une rapidité de traitement phénoménale.

Ces matériels font gagner beaucoup de temps en facilitant l'accès aux informations. Mais, par rapport aux humains, ils n'ont pas la faculté de création et ne génèrent pas d'émotions. C'est un outil important mais cela reste un outil non doté de conscience. Pensez à ce que disait lucidement un de vos philosophes : « Les hommes de science sont aussi têtus que n'importe qui et plus ils sont intelligents, plus ils sont dangereux ».

- Bon, continua, John, nous allons terminer cette troisième session et retourner à nos occupations. Ma prochaine intervention portera sur la spiritualité et le mysticisme. Continuez à vous investir sur la préparation car nous approchons rapidement de Terra Nova.

John se rendit immédiatement à la réunion du comité de direction car il fallait effectuer un point complet pour préparer la téléportation.

Chapitre 25

UNE RÉUNION STRATÉGIQUE

Chaque responsable s'installa autour de la table et John annonça que la réunion serait assez longue afin de réaliser un état des lieux complet avant la téléportation. Il commença par la maintenance générale :

- Alors Bob ? Tout est correct ?
- Comme d'habitude quelques pannes mineures et des petits réglages mais tout va bien. Les moteurs fonctionnent parfaitement et les réserves en énergie conformes aux prévisions. Cependant, on a pratiquement épuisé les rechanges pour l'éclairage à la suite de l'orage magnétique. Il ne faudrait pas un nouveau pépin ! Pour être exhaustif, les régénérateurs d'air et d'eau ont donné quelques inquiétudes mais tout est redevenu normal. Le système de gravitation se régule parfaitement. Sauf nouveaux incidents, on devrait pouvoir rentrer sans problème,
- Parfait ! répondit John. Et s'adressant à Shirley, de votre côté ?
- Eh bien, commandant, je dois avouer que nous avons eu pas mal de difficultés à la suite de l'attentat

et de l'orage magnétique. Concernant les médicaments et les compléments alimentaires, on a beaucoup pris sur les stocks. Espérons que nous n'aurons plus de problèmes mais, pour l'instant, on peut suivre les préconisations prévues au programme. En revanche, les accompagnants ont encore beaucoup de personnes à suivre. Les terriens ont tout de même été très impactés. Mais les formations se déroulent presque comme prévu.

- Bon, c'est bien mais je note que vous devez rester très vigilante sur le moral des gens,
- Justement, à ce sujet, continua-t-elle, votre femme m'aide beaucoup car les activités artistiques constituent un appréciable dérivatif. Même les accompagnants se prennent au jeu !
- Bien, Ange-Marie, j'allais te demander ton évaluation, demanda John, sur un ton un peu hiérarchique qui fit sourire les autres participants,
- En dehors des perturbations mentionnées par ma collègue, les cessions se déroulent normalement. Pour beaucoup, la dimension spirituelle des arts et de la culture est une surprise par rapport à ce qui est ressenti sur Terre. Concernant les activités artistiques, je constate plus d'implication que ce à quoi je ne m'attendais, surtout chez les hommes. Donc, plutôt une bonne surprise,
- Très bien enchaîna John. Il doit aussi y avoir l'effet de ton charme, dit-il en souriant,

Haussement des épaules d'Ange-Marie qui apprécia modérément. John se tourna vers Christine :

- Et sur la communication ?

- Indiscutablement des difficultés car j'ai eu quelques accompagnants déstabilisés par les évènements. Je craignais que cela ne provoque une amplification des émotions négatives des rescapés mais, finalement, tout est rentré dans l'ordre progressivement,
- Ok, mais pour les missions futures, il est indispensable que vous me donniez la liste des accompagnants qui ont faibli un peu. C'est important de le savoir,
- Mais, commandant, on serait un peu choqué pour moins et vous me demandez de faire une sorte de délation…
- Je ne vous demande pas vos états d'âme, rétorqua John, mais simplement de respecter une consigne utile pour l'avenir et la collectivité,
- Bien, commandant, puisque c'est un ordre…je vais préparé une liste avec mes commentaires,

Christine n'était pas très contente et Ange-Marie eut un peu de mal à dissimuler sa satisfaction de voir une « concurrente » se faire recadrer courtoisement mais fermement par son mari.

- Et de votre côté, Harvey ?
- Vous êtes bien placé, comandant, pour savoir que nous avons été servis. Je ne suis pas près d'oublier tous ces emmerdements. Là où je suis positivement étonné, c'est par la récupération des systèmes. Aujourd'hui, tout est impeccable et les tests de ce matin le confirment,
- Effectivement, admit John, vous et votre équipe avaient été très professionnels. Je suis vraiment

rassuré par votre confirmation d'un bon état retrouvé. On va en avoir encore grandement besoin.

John donna quelques précisions sur la suite des opérations particulièrement sur la téléportation prévue pour la nuit du lendemain. Puis, il poursuivit :

- Finalement, nous nous en tirons bien car les difficultés n'ont pas manqué. Comme prévu, ma prochaine intervention portera sur la spiritualité et la dernière concernera les modalités d'accueil à notre arrivée avec, notamment, les processus d'accompagnement et de répartition des terriens sur le territoire. A ce sujet, sans tomber dans un piège de manipulation, Shirley me préparera les informations concernant les affinités relationnelles qui ont pu se créer parmi les rescapés durant ce voyage. Il sera sans doute pertinent d'adapter certaines proximités géographiques si cela ne contredit pas trop les dispositions déjà prises par les responsables du pays. Cela comprend les affinités sexuelles, ajouta-t-il, en riant tout de même. Dans tous les cas, je tiens à vous remercier pour ce travail réalisé dans des circonstances bien difficiles. Comme pour tout spectacle, on se souviendra du début et…de la fin ! Restez donc impliqués jusqu'au bout.

John et Ange-Marie partirent dans leur appartement car ils avaient une visioconférence holographique avec leurs enfants.

Chapitre 26

FAMILLE ET DIALOGUE CONJUGAL

Le contact en holographie fut donc établi avec les deux enfants. Déborah et Michel avaient une bonne forme physique et psychologique. Hébergés chez un frère d'Ange-Marie, ils recevaient également les visites régulières de la sœur de John.

- Tout va bien leur demanda John ?
- Oui, répondit Déborah. Super et on s'amuse bien avec les cousines. Elles sont encore plus bavardes que nous !
- Eh bien, dit Ange-Marie, qu'est-ce que ça doit être !
- Dis, Maman, demanda Michel, qu'est-ce que vous faites en ce moment ?
- Je n'ai pas le droit de te le dire, répondit-elle,
- C'est Papa qui ne veut pas ? interrogea le garçon,
- Pas du tout. C'est une consigne de nos deux chefs, interrompit John,
- Vous êtes loin ? questionna Déborah,
- Encore un peu mais on se rapproche vite, précisa Ange-Marie,
- Vous revenez quand ? poursuivit le garçon,
- Dans une grosse semaine lui dit son père.

La conversation se poursuivit avec des échanges classiques sur les activités des enfants, l'heure du coucher, le travail à l'école...Une discussion habituelle entre parents et enfants, bien évidemment affectueuse. Après 1/2H, les parents mirent fin à la communication, étant forcément rassurés d'apprendre que tout allait au mieux.

Le dîner arriva et une conversation entre John et Ange-Marie se poursuivit :

- Ils sont gentils. On a de la chance commenta John,
- Pour l'instant oui, confirma Ange-Marie avec un petit sourire,
- Pourquoi tu dis ça ?
- Parce qu'ils sont encore petits. Après, ce sera le passage à l'adolescence...
- Ne soit pas négative, lui dit John,
- Je ne suis pas négative mais simplement lucide. De toutes façons, on n'a pas des enfants pour soi. Notre Job, c'est l'accompagnement pour que leurs vies correspondent au mieux aux besoins de leur évolution. Après, on se retrouvera à deux et c'est très bien ainsi. Ne pas se faire trop d'illusions, c'est limiter le risque d'être déçus, non ?
- Tu as sans doute raison, Ange-Marie, mais il faut savoir profiter du présent, ce qu'il fit d'ailleurs en entamant son assiette !
- Pour aller dans ton sens, on termine vite le dîner et on va se coucher car j'ai envie d'un gros câlin !
- Eh bien moi aussi, s'amusa John, qui termina d'ailleurs le repas en premier.

Pas de valeur ajoutée à décrire la suite : à chaque lecteur de laisser travailler son imagination qui, en cette matière, est facilement stimulable. Une bonne soirée, donc, où tout allait pour le mieux. Ce qui permit au couple d'oublier l'environnement pour…s'occuper l'un de l'autre d'une façon, disons-le, assez torride. Compensation du stress ?

Le réveil sonna fatalement un peu trop tôt mais le job était là avec l'incontournable nécessité de l'exemplarité du responsable. Il fallait finaliser la préparation des terriens et préparer la téléportation. De plus, les dernières interventions à rédiger !

Chapitre 27

QUATRIÈME INTERVENTION ET…

Cette allocution demandait beaucoup de subtilité. Parmi les rescapés, les religions et les croyances étaient multiples et à des niveaux différents. John s'efforça donc de trouver les points de passage ne choquant personne mais permettant à chacune et chacun d'élargir son champ de conscience. Cela dit, tous avaient déjà été préparés par leurs études et avaient choisi un avenir intégrant une dimension spirituelle.

A 16H, comme programmé, les terriens étaient dans leurs logements devant l'écran holographique. Souriant et détendu, John entama son intervention :

« Bonjour à toutes et à tous,

Le sujet du jour est essentiel. C'est d'ailleurs celui qui a conduit à votre décision de quitter la Terre pour poursuivre plus sereinement votre parcours d'évolution. Sur votre ancienne planète, il était devenu bien difficile d'analyser le domaine de la spiritualité. Le matérialisme, les dogmes religieux, le fanatisme, la violence… tout concourait à ne pas pouvoir étudier sereinement.

Pourtant, même la science, de découvertes en découvertes, se rapprochait de la spiritualité en réalisant la présence d'une intelligence dans toutes les réalités.

Certes, notre incarnation limite les représentations possibles : le cerveau a ses limites et nos sens encore plus ! Votre instruction a provoqué une hypertrophie de la raison, coupant la voie à l'intuition qui permet pourtant des investigations dans l'autre dimension.

Une fois renforcée par les dogmatismes religieux, une perte des valeurs a conduit à une disparition du sens de la vie et, donc, à un grand désordre sur tous les plans. Le délabrement des systèmes économiques n'a pas amélioré la situation. Les crises sociologiques et l'insécurité ont suivi. Les occasions de rattrapage, pourtant nombreuses, ne sont pas parvenues à infléchir la fâcheuse évolution de votre ancienne planète.

La Création permet aux âmes de s'exprimer individuellement et d'évoluer. Un peu à l'image de l'écume d'une vague qui apparaît temporairement pour retourner se confondre dans l'océan. Ici, il s'agit de la « conscience universelle ». Chaque ego doit se parfaire avant de pouvoir prétendre à une fusion avec l'Intelligence créatrice. Il y aura, en conséquence, autant d'incarnations nécessaires pour parvenir à cet état de sagesse, le temps de comprendre que, finalement, « on ne voit bien qu'avec le cœur, l'essentiel étant invisible pour les yeux »[44].

---

[44] Selon une citation d'Antoine de SAINT-EXUPÉRY.

En évoluant, la conscience de soi trouvera dans une incarnation le sens de cette dernière et la mission à remplir. Vaste problème qui demandera de nombreuses méditations sous réserve d'un environnement favorable, ce qui est devenu impossible sur Terre.

Votre intuition vous a guidé et conduit au choix de cette rupture que vous avez décidée en nous rejoignant. Chemin difficile mais nous sommes ici pour vous aider. Terra Nova est encore loin d'être un monde parfait mais va néanmoins contribuer à vous permettre de retrouver un parcours beaucoup plus favorable. Rapidement, vous allez constater qu'une base essentielle est le respect et l'amour de l'autre. Toutes les mesures prises pour la collectivité vont dans cette direction.

Un deuxième facteur vous étonnera sans doute : celui du respect de la nature. Le Créateur y réside même si la conscience des végétaux et des minéraux est très élémentaire. Vous êtes issus de la nature, notamment avec une biologie qui contient une fantastique intelligence. Sans être négatif, on peut qualifier de dérisoire l'écologie terrienne et souligner la prétention de la science matérialiste.

La représentation mystique de l'issue de notre évolution est impossible, même au niveau des habitants de la planète. Nous devons encore toutes et tous « devenir ». Il s'agit de « tendre vers ». Votre migration planétaire va vous faire franchir une étape considérable, à commencer par votre niveau vibratoire.

Une réalité difficile à concevoir : la non-existence du temps et de l'espace dans l'autre dimension. La téléportation que vous allez vivre en est une illustration. Le présent est infini alors que le passé et le futur sont issus d'une réalité matérielle inférieure à la dimension quantique. Je sais que tout ceci est difficile à intégrer. Je ne vous demande pas d'y croire mais simplement de faire en sorte que vos méditations aident votre conscience à parvenir à une compréhension. Des témoignages existent : les personnes ayant vécu une EMI ont eu la sensation de vivre une expérience plus réelle de ce qu'elles vivent dans la dimension matérielle. C'est un constat qui doit vous donner de l'espoir d'autant plus que ces individus confirment qu'ils n'avaient aucune envie de « revenir ».

Là aussi, il faut souligner la grande différence entre le « compris » et le « vécu ». On peut comprendre ou imaginer mais rien ne peut remplacer le fait de le vivre.

Vous n'êtes pas ici par hasard mais personne ne déterminera le sens qu'il vous appartient de donner à la suite de votre vie sur notre planète. Certains d'entre vous sont en couple et ont décidé de partager l'expérience présente. Il ne s'agit pas d'un concours de circonstances mais plutôt de deux âmes qui, sur un autre plan, en ont décidé ainsi.

Une expression est très utilisée sur Terre : le multifactoriel. C'est effectivement le cas pour votre évolution animique qui suppose des passages répétitifs dans des corps qui, si tout se passe normalement, évolueront aussi dans leurs performances. Cela suppose un facteur vibratoire qui croisse en correspondance.

Même si de nombreux domaines vous sont encore inaccessibles, vous devez garder l'optimisme pour les raisons suivantes :

- Vos comportements positifs apporteront des améliorations et une plus grande joie de vivre en participant à la création universelle,
- Aucun individu parvenu à un niveau supérieur ne souhaite revenir en arrière.

Pensez à cette citation : « Le succès n'est pas final, l'échec n'est pas fatal. C'est le courage de continuer qui compte ». (Winston CHURCHILL). Lorsqu'il n'est pas imprégné par un idéal, l'homme supporte mal les contraintes du quotidien.

Sur Terre, l'imagination s'applique principalement aux innovations matérielles. Notons au passage que certaines philosophies orientales leur donnaient une autre portée en les considérant sur un plan métaphysique comme une résultante de l'intuition dont EINSTEIN disait que c'était la voie utilisée par l'âme dans une dimension supérieure. Si le mental limite considérablement les effets de cette intuition, celle-ci peut vous conduire à mieux discerner la mission de votre présente incarnation.

Vous n'allez donc pas par hasard sur Terra Nova et votre parcours est remarquable. Vous allez réaliser en une incarnation ce qui nous a demandé plusieurs « passages ». La grande rupture que vous avez provoquée est une accélération considérable pour votre évolution. Vos méditations sur le plan métaphysique ont guidé vos pas. Pour celles et ceux qui sont accompagnés par des enfants, sachez que ces derniers ont fait le choix de leur famille dans l'autre dimension.

Contrairement aux interventions précédentes, il n'y aura pas de temps consacré à vos questions aujourd'hui. A la place, vous allez tranquillement méditer pendant quelques minutes à ce que je viens de vous dire. N'oubliez pas : il faut avoir la modestie de ses incompétences mais l'assurance de sa personnalité.

La prochaine intervention portera sur les aspects pratiques concernant votre arrivée et sur les processus d'intégration que nous avons envisagés pour vous. Elle se tiendra 48H avant notre arrivée, donc après la téléportation.

Pensez à votre avenir car il ne pourra être que meilleur. Belle soirée à vous, »

Même si informés par leurs études, les terriens étaient tout de même un peu secoués car ils comprenaient qu'ils étaient au seuil d'une évolution essentielle.

John rejoignit Ange-Marie qui lui dit :

- Tu as été très bon !
- Ah ? réagit John un peu étonné. Je n'ai pourtant dit simplement que ce que je pense,
- C'est çà l'inspiration, poursuivit-elle en riant.

John rejoignit le poste de pilotage et, à peine arrivé, Harvey lui dit :

- Commandant, j'ai un signal bizarre sur le radar…

Il n'eut pas le temps de terminer sa phrase : un bruit sec avec une forte secousse qui déstabilisa le vaisseau.

Chapitre 28

ENCORE UN PROBLÈME !

John demanda aussitôt :

- C'est quoi ce merdier ! Bob et Harvey, vérifiez tout immédiatement,

Bob et Harvey lancèrent tout de suite leurs check-list et contactèrent les équipes.

Résultats : un seul problème qui était tout de même inquiétant, à savoir que 5 patins d'atterrissage étaient hors service.

- On peut poser l'appareil avec 30 patins. On a donc de la marge dit Bob,

Pas convaincu, John répondit :

- Peut-être mais cela signifie qu'il y a des dégâts sur la structure externe. Comme il n'y a pas de caméra d'inspection sur cette zone, on va sortir le drone pour regarder l'ampleur des détériorations.

Le petit engin fut sorti et piloté par l'un des hommes d'Harvey.

- Allez directement sur les 5 patins centraux, ordonna John,

Le constat fut assez édifiant : un enfoncement important sur une vingtaine de mètres mais sans perforation du revêtement.

- Je ne comprends pas, dit Harvey, les radars n'ont rien détecté à temps,
- Réfléchissez un peu, rétorqua John avec mauvaise humeur. Le projectile est arrivé par l'arrière à grande vitesse avec une trajectoire quasiment parallèle comme le montrent les traces. Il s'agit probablement d'une micrométéorite dont la direction a été modifiée par l'impact. Orientez le radar dans la zone située sous Galacticia. Ce doit être encore détectable.

Un peu dépité par l'humeur de John, Harvey demanda aux deux collaborateurs disponibles de faire un balayage très large sur l'espace inférieur. Après 5 minutes, l'un d'eux dit :

- Je crois qu'on a trouvé. Effectivement, une petite météorite assez plate qui est venue nous percuter pratiquement à son apogée. On a tout de même de la chance de l'avoir repérée : son changement de direction consécutif à la collision l'avait presque fait sortir du champ d'investigation.

John avait raison et ne put s'empêcher de dire tout haut :

- On a eu beaucoup de chance et de malchance. De la chance car cet objet était petit, assez plat et au sommet de son circuit. Si nous avions été 1 km en dessous, on y passait tous ! Beaucoup de malchance car c'est la première fois que j'ai à faire à une collision non détectée. Apparemment le drone n'a pas fait apparaître de fissures mais, Harvey, allez voir cette zone de l'intérieur pour être certain que la structure n'a pas été endommagée. Prenez tout le temps nécessaire et téléphonez-moi le résultat. Christine, vous préparez un communiqué pour l'ensemble des passagers.

Harvey procéda à l'inspection très minutieusement avec son équipe, pris des photos et téléphona à John au bout d'une vingtaine de minutes :

- Commandant, la structure de Galacticia a tenu bon. Il y a un enfoncement qui atteint par endroit 15 cm mais aucune fissure. Pour moi, ça va tenir sans problème jusqu'à l'arrivée tout en sachant que l'intrication va fatalement recopier les dommages. On se posera avec 35 patins au lieu de 40 et, par précaution, je vais demander à la base d'installer deux vérins de sustentation dès que l'appareil sera posé. Mais je suis formel : il s'agit de bosses sans aucune rupture du revêtement,
- OK, Harvey. Merci de revenir pour un comité de direction au cours duquel Christine nous lira son projet de communiqué. On vous attend pour la validation. Inutile que j'intervienne car cela donnerait encore plus de gravité à l'évènement.

Les membres du comité de direction étaient en place et, dès l'arrivée d'Harvey, John prit la parole :

- En premier lieu mes excuses à Harvey pour ma réaction un peu brutale. Mon intelligence émotionnelle a encore des progrès à faire pour résister au stress. Et dire que la colère fait remonter le taux d'adrénaline qui mettra 36 heures avant de retrouver un niveau normal !
- Pas de problème, commandant. J'aurai dû aussi réfléchir avant de parler. Comme quoi, l'amygdale produit parfois trop de cortisol et n'amène pas toujours des comportements adaptés, répondit Harvey en souriant.
- Bon, Christine, on vous écoute dit John,
- Bien, commandant, voilà ce que je propose :
    - « A l'attention de tous les passagers,
      Notre vaisseau vient d'être impacté par une micrométéorite. Soyez rassurés : même si vous avez ressenti le choc et entendu le bruit, nous avons immédiatement vérifié la partie concernée. Cinq patins d'atterrissage ont été endommagés mais cela sera sans conséquences sécuritaires.
      Il s'agit d'un phénomène très rare qui ne devrait pas se reproduire durant la suite du voyage. Voyez-y une preuve supplémentaire que nous sommes protégés.
      Il n'y a donc aucune raison de modifier vos plans d'activités.
      La téléportation qui doit nous permettre d'entrer dans la galaxie Andromède et de nous rapprocher de Terra Nova va intervenir dans moins de 24H. Bientôt, vous serez à pied d'œuvre de votre nouvelle vie. Notre

commandant fera donc sa 5ème intervention juste avant notre arrivée.
Enfin, une mesure de votre niveau vibratoire sera effectuée très prochainement.
Nos souhaits les meilleurs pour la suite »

- Pour ma part, rien à redire, dit John. Vous avez des remarques ?

Devant l'approbation générale, John demanda à Christine de faire une intervention orale sur le réseau interne et, ensuite, de faire passer le texte sous forme écrite.

Christine se leva pour partir faire le nécessaire et Shirley organisa les réunions de préparation à la téléportation avec les accompagnants.

Après un point sur la navigation, John rejoignit Ange-Marie dans leur appartement et la journée se termina sans autres problèmes… il y en avait eu suffisamment comme cela ! il révisa tout de même ses cours sur la maîtrise des émotions de base. La colère, destructrice sur le plan biologique, peut également générer de l'agressivité et du mépris d'autrui. Sur ce point, certains terriens avaient bien analysé le problème, notamment un certain PLUTCHIK (1927-2006), grand psychologue américain. Sa classification des huit émotions de base était très utilisée[45].

---

[45] **Roue de PLUTCHIK** : voir l'annexe 7 de « *L'intelligence émotionnelle* », Didier GAILLIÈGUE, éditions L'HARMATTAN, (2016). L'annexe 10 permet également de qualifier les émotions, condition indispensable à la prise de conscience émotionnelle.

Chapitre 29

LA DERNIERE INTERVENTION

La téléportation s'effectua normalement, pratiquement sans effets sur les personnes mais avec quelques disparitions d'objets pour quelques rescapés. Effectivement, certains matériaux terrestres ne peuvent supporter l'intrication. Heureusement, tous les vêtements des terriens avaient été prévus car il aurait pu y avoir de mauvaises surprises !

Comme pour les précédentes interventions, John avait consacré beaucoup de temps à la préparation. Les nouveaux arrivants allaient fatalement subir un nouveau choc en découvrant un environnement différent et devaient trouver une activité professionnelle dans les meilleurs délais. Des rapports humains très différents demandant de nouvelles habitudes. Ils avaient déjà reçu de nombreuses informations, des photos et des vidéos d'ailleurs auto-détruites après la première consultation pour ne laisser aucune trace.

Un point complet de la situation avait eu lieu à l'occasion d'une réunion du comité de direction, ce qui permettrait à John de communiquer des informations récentes. Comme d'habitude, Christine avait tout préparé dans le studio. A 16H, l'intervention débuta.

« Bonjour à toutes et à tous,

D'abord, j'espère que vous commencez à ressentir les effets positifs de toutes ces actions que nous avons réalisées pour vous. Les résultats concernant les niveaux vibratoires sont très satisfaisants. Au plan biologique, vous ne rencontrerez pas de gros problèmes. Vos erreurs passées sont vos chances futures et c'est la raison pour laquelle vous devez conserver l'estime de vous-mêmes. C'est un facteur très favorisant pour l'adaptation. Quant à vos sentiments de tristesse, le temps sera le brouillard de ces douleurs.

Il reste donc à organiser les aspects matériels de votre venue. A ce sujet, sachez que nous vivons tous dans la même dimension, y compris sur Terra Nova. Les milliers de planètes de l'univers hébergent des êtres humains ; certains sont moins évolués, d'autres beaucoup plus. Mais les mêmes lois universelles s'appliquent. C'est une des explications de la destruction prochaine de la planète Terre qui a effectué une véritable « sortie de route ».

Venons-en à votre vie future. Dès votre arrivée, vos accompagnants actuels indiquerons vos emplacements géographiques et, après un parcours qui pour certains durera près de deux heures, vous installerons dans les résidences d'accueil. Dans les trois mois, vous déciderez d'y rester ou de prendre un autre logement plus proche des activités que vous aurez trouvées. Durant cette période, vous n'aurez aucun frais. Ensuite, comme chaque citoyen, vous commencerez à payer le logement et ses équipements.

Notez que les formations éventuellement nécessaires à vos prises de fonction seront rémunérées comme un travail.

Pour chaque équipement, il y aura un mode d'emploi car ils sont beaucoup plus évolués que ceux que vous aviez l'habitude d'utiliser qu'il s'agisse de l'électro-ménager, des systèmes audiovisuels et des produits qui sont tous naturels et non-polluants. Vos accompagnantes et accompagnants vous initierons un peu avant l'arrivée.

Dans la même optique, vous serez informés du « règlement de la vie collective ». Que du bon sens et peu de contraintes en sachant toutefois que toute infraction sera sévèrement réprimée. Un avertissement préalable est cependant prévu !

Vous ne serez pas très surpris par la végétation. Elle est assez semblable à celle de la Terre. Il y aura probablement quelques espèces que vous ne connaissez pas. Disons que l'ensemble est plus esthétique, particulièrement en ce qui concerne les fleurs et nous portons beaucoup d'attention aux arbres, poumons de la planète.

Bien sûr, il y a des animaux domestiques. Vous retrouverez des chats et des chiens et serez probablement étonnés de leur niveau de conscience et de l'absence de tout signe d'agressivité.

En revanche, l'urbanisation vous surprendra ; rien à voir avec ce que vous avez connu sur Terre : propreté, esthétique, distance entre les maisons, largeur des voies de circulation, végétation… Vous aurez l'impression de rêver.

Comme nous l'avons déjà évoqué, aucun problème de sécurité, une courtoisie générale qui n'est que l'expression du respect d'autrui, peu de situations stressantes. Là, vous devrez fournir des efforts pour éliminer vos mauvaises habitudes terriennes !

Le pays subit des saisons mais les températures sont beaucoup plus modérées : de 10 à 17¨° pour l'hiver et de 25 à 30° pour l'été. Cela explique que chaque logement soit doté d'une piscine avec des systèmes d'alarmes très sophistiqués pour les enfants. D'ailleurs, chez nous, ils savent tous nager dès l'âge de 4 ans.

Aucun véhicule dehors car ils se rangent automatiquement en garage au sous-sol. A ce sujet, vous aurez immédiatement une formation pour apprendre à les programmer. Vous verrez : simple et convivial.

Vos achats se règlent à l'aide d'un badge qui sert également de système d'identification. Les enfants en possèdent un qui mentionne les noms des deux parents et ceci jusqu'à l'âge de 16 ans. L'enseignement scolaire prévoit un examen indispensable à l'obtention du badge définitif. Notez que le nom des parents figurera tant que votre progéniture ne gagnera pas sa vie avec une activité professionnelle. Très peu de publicité « papier » mais de nombreux catalogues d'achat car nous sommes très partisans d'une saine concurrence.

Concernant l'alimentation, nous disposons de très nombreux magasins de produits végétaux frais et pratiquement aucuns produits laitiers., beaucoup d'algues de mer et des molécules naturelles de vitamines sous forme de compléments alimentaires. Les produits transformés sont strictement interdits et les boissons ne peuvent contenir plus de 5% d'alcool. Les cuissons d'aliments à plus de 120° sont impossibles et les fours à micro-ondes n'existent pas. Difficile pour vous au début : ni pains, ni viennoiseries !

C'est le prix à payer pour vivre 120 ans en bonne santé physique et mentale. Sur tous ces sujets, vous avez été informés sur Terre et encore plus depuis votre embarquement. Il est impossible d'obtenir des moyens permettant de déroger à ces principes. En cas d'addiction, nous avons les outils médicaux de les supprimer définitivement. Dès votre arrivée, vous suivrez des cours de diététique et de cuisine. La chaîne alimentaire sur Terre est totalement polluée par les H.A.P.[46]. Sur Terra Nova, il n'y en a aucun.

Le travail pour la collectivité et l'épanouissement personnel demeure une valeur essentielle. Comme rien de grand ne peut se faire sans passion, une attention particulière est portée dès le plus jeune âge sur l'inadéquation possible entre les besoins nationaux et les motivations individuelles. Même s'il est indispensable de pouvoir choisir son métier librement, il y a inévitablement une distorsion de l'ordre de 5 à 7% selon les années. Nos modèles de projection étant très fiables, nous régulons en permanence principalement sur deux points : la rémunération et le temps de travail. Nous jouons aussi sur l'âge de départ en retraite, ce dernier pouvant s'étaler progressivement sur 5 ans. C'est possible car nous conservons nos facultés physiques et intellectuelles jusqu'à un âge avancé. Bien évidemment, s'il y a des handicaps ou des problèmes de santé, nous en tenons compte.

---

[46] **H.A.P.** : signifie Hydrocarbures Aromatiques Polycycliques. Ce sont des résidus de pétrole hautement toxiques que l'on trouve dans les pesticides, les plastiques, les cosmétiques. Ils provoquent de nombreuses pathologies à commencer par le cancer. Pour détoxifier, les recherches portent sur les levures du microbiote intestinal.

Une vision totalement différente sur un sujet très en vogue sur Terre : les congés. Chez nous, l'activité professionnelle est plus un plaisir qu'une contrainte. Chaque journée comporte une part consacrée aux loisirs. L'hygiène de vie continue n'impose pas une pause d'activité très longue. Ce que vous appelez « congés annuels » sont limités à trois semaines et, en général, consacrés à des voyages. L'important est de vivre chaque journée en harmonie. Donc, rien à voir avec vos conceptions et vos pratiques d'ailleurs très préjudiciables à la santé physique et mentale. Nos habitants consacrent souvent une dizaine de jours durant cette période à faire un bilan de vie et cherchent à optimiser leurs habitudes quotidiennes.

Concernant la santé, nos systèmes de diagnostics sont disponibles partout, rapides et d'une remarquable précision. La prévention est de mise. Il y a forcément quelques maladies mais beaucoup moins fréquemment que sur Terre. Pratiquement pas de traitements chimiques et pratique d'une médecine quantique et holistique[47]. Les enseignements scolaires prévoient dès le plus jeune âge une formation sur la prévention comme nous l'avons vu lors d'une précédente intervention. Nos connaissances sur le fonctionnement du corps humain sont beaucoup plus avancées que sur Terre, notamment en ce qui concerne tous les phénomènes d'interdépendance entre les différents organes. La chirurgie est assistée par l'informatique et les matériaux utilisés pour les prothèses n'ont rien à voir avec

---

[47] **Approche holistique de la santé** : elle désigne la santé globale avec une prise en compte de toutes les données d'un individu sans se limiter à une causalité réduite aux symptômes. En plus des facteurs biologiques, sont pris en compte les données émotionnelles et mentales.

ceux utilisés sur Terre. L'absence de sucres raffinés, de tabac, d'excès d'alcool rend les caries dentaires pratiquement inexistantes, d'autant plus qu'un film nanométrique est projeté sur les dents dès leur maturité. Enfin, vous ne verrez personne porter de lunettes. Si besoin de corrections visuelles, nous intervenons directement sur la cornée et le cristallin. Nos services médicaux d'urgence sont suréquipés : sur Terre, vous ne voulez pas reconnaître que passer une nuit sur un brancard à attendre des soins augmente la mortalité de plus de 40% si vous avez plus de 75 ans.

Autre point : pour les activités physiques, un check-up morphologique est réalisé périodiquement car chaque individu a une spécificité de « construction ».

Pendant de nombreuses années, les terriens se sont divisés au sujet des apports des technologies d'information et de communication. Nos conclusions sont simples : ces techniques aident considérablement mais ne remplaceront jamais les multiples formes de l'intelligence humaine.

La spiritualité est une dimension prioritaire sur notre planète. Chaque semaine se tient une réunion civique consacrée à ce sujet. Rien à voir avec une pratique religieuse. Même s'il n'y a aucun contrôle, le caractère civique de cette réunion la fait considérer comme étant une obligation. Trois parties dans son déroulement :

- Lecture d'un message d'État portant sur un thème spirituel, Cette lecture est précédée d'une méditation,
- Échanges entre les participants,
- Exercices de chants avec des sons de voyelles thérapeutiques.

Chaque citoyen reçoit mensuellement 4 documents à étudier. Ils sont en correspondance avec son niveau d'évolution sur ce plan. Cela demande une heure de travail par document. La motivation est forte grâce à l'apport d'informations essentielles.

Dans le mois suivant votre arrivée, vous passerez des examens et des analyses portant sur la santé et le niveau d'évolution spirituelle. Cela prendra une journée mais c'est vraiment dans votre intérêt. Les dispositions correctives interviendront progressivement et vous recevrez des documents mensuels adaptés.

Les accompagnants seront à votre disposition et feront régulièrement des formations soit sur place, soit en groupe. Surtout, ne stressez pas car nous comprenons qu'il n'est pas toujours facile de changer les aspects de la vie quotidienne. Pour les enfants, la mise à niveau prendra de 1 à 2 ans mais pour chaque matière, ils auront un parrain.

Le débarquement prendra peu de temps car il se fera par groupe de proximité géographique. Nous arriverons tôt le matin afin d'assurer toutes les mises en place dans la journée. Avant cette échéance, profiter de vos accompagnantes et accompagnants pour revoir toutes les informations dont vous disposez déjà. Vous verrez, tout se passera très bien et vous réaliserez rapidement les privilèges apportés par cette nouvelle vie.

Bon courage tout de même ».

L'intervention se termina par un sourire apaisant de John qui rejoignit Ange-Marie dans leur appartement.

- Comme d'habitude, c'était très bien, dit-elle,
- Oui mais ces rescapés auront forcément des périodes de découragement et seront fatalement choqués avec ce qui va se passer sur Terre. Par

ailleurs, c'est toute l'organisation de leurs vies qu'ils doivent reconstruire,
- Ange-Marie poursuivit : ils ont tout de même des croyances assez homogènes pour se guider et la sélection a été très poussée. Moi, je ne suis pas inquiète,
- Comme d'habitude, tu as sans doute raison. Bon, je vais passer au poste de pilotage pour faire le point et on dînera après.

Sur le parcours, John constata que beaucoup de monde était fasciné par la beauté des différentes planètes du système solaire de Terra Nova.

Il fit le point sur la navigation avec une programmation du gestionnaire de vol pour une arrivée le surlendemain à 7 H du matin. Il contacta également Shirley afin d'organiser la préparation du débarquement.

Suivi le debriefing quotidien avec monsieur SCHMITT :

- Alors, John, dit ce dernier, pas de problèmes ?
- On en a déjà eu assez, rétorqua John, sans humour. On se prépare pour une arrivée à 7H du matin,
- Je sais, lui répondit monsieur SCHMITT. Les vérins de soutien seront posés dès l'immobilisation du vaisseau. Les véhicules de transport sont prêts. Si tout se passe bien, les derniers rescapés sortiront vers 11H. On vous laissera tranquille jusqu'au lendemain matin à 10H. Là vous ferez un compte-rendu détaillé, ce qui vous laisse l'après-midi pour récolter les faits marquants avec votre équipe. Bien sûr, je transmettrai au ministre et attendez-vous à ce que nous soyons convoqués la semaine suivante car j'ai le plaisir de vous accorder 5 jours de congés avec votre chère Ange-Marie et vos enfants,

- J'apprécie, monsieur, dit-il, car j'avoue avoir été fortement perturbé avec tous les problèmes rencontrés.

Chapitre 30

L'ARRIVÉE

La vitesse du vaisseau était encore supérieure à 250 000 km/h mais le programmateur de vol assurait une réduction progressive. La journée se termina à 21H avec une mise en orbite de Galacticia pour toute la durée de la nuit. Les terriens purent donc préparer leurs affaires durant l'après-midi, dîner vers 20H et, ensuite, contempler leur future planète avant l'endormissement à 22H car le réveil devait se faire à 6H du matin.

Logiquement, la tension monta au sein du poste de pilotage, même si tout était « nominal ». Les contacts avec le spatiodrome se multipliaient. Au voisinage d'« Intuita »[48], la vitesse fut réduite beaucoup plus rapidement pour se stabiliser à environ 36 000 km/h avec une altitude de 5000 km. A 21H, Harvey confirma :

- Bonne vitesse et bonne altitude. Nous sommes en orbite,

---

[48] **INTUITA** : satellite de TERRA NOVA ayant une fonction équivalente à celle de la Lune sur Terre.

- Parfait, dit John. Je préviens tout de même monsieur SCHMITT qui doit avoir l'information. Je vais demander à Christine de prévenir tous les passagers afin que nos rescapés puissent regarder leur nouveau monde.

  Vue de « haut », la similitude avec la planète Terre était frappante malgré la différence de formes des continents, mais les couleurs, la pellicule atmosphérique étaient identiques. John demanda par téléphone à Christine de passer l'information en ajoutant :

- Je ferai un message général à chaque passage au-dessus de notre pays, c'est-à-dire deux fois avant le coucher.

  A 22H, John rejoignit Ange-Marie dans leur logement :

- Bon, tout est impeccable mais ce soir, ma chérie, on est sage car demain je dois me lever à 5H pour l'approche finale,
- C'est évident, dit-elle en riant, même si tu as plus de besoins que moi en ce domaine !
- A bon entendeur…, répondit John en riant.

Après une courte méditation pour assurer son équilibre émotionnel[49], John passa une nuit paisible et prit soin au réveil de ne pas réveiller sa conjointe. Suivit un petit-déjeuner dans la salle de réunion et une reprise des

---

[49] **MÉDITATION** : elle comprend une succession de respirations lentes et profondes, une volonté de vivre le présent, un libre passage des pensées sans les retenir.

commandes de pilotage du vaisseau à 6H. Bien sûr, Bruce, Harvey et Bob étaient en poste.

- Bon, dit John, on y va pour la dernière ligne droite !
- La désorbitation est programmée pour 6H30, précisa Harvey,
- OK. Tout est bon, Bob ?
- Aucun problème, commandant, répondit ce dernier. Le système de réfrigération est prêt.

A l'heure fixée, le vaisseau se plaça sur la trajectoire de descente.

- Bob, surveillez bien la correction de gravitation, ordonna John,
- Pas de souci, commandant, tout se passe conformément.

Tous les passagers dévoraient des yeux la vue, y compris les accompagnants. D'ailleurs, il n'y avait que cela à faire car tout le monde était ceinturé sur les sièges. Le temps passa vite et la vitesse tomba à moins de 200 km/h.

- Bruce, allumage des feux d'approche, dit John,
- Feux allumés, confirma Bruce dans la seconde,
- Accord du contrôle de la base pour poser l'engin, annonça Harvey,
- Bon, on y va doucement car il manque 5 patins. Bruce, vous les sortez,
- Après quelques instants, Bruce confirma la sortie des patins en mentionnant les 5 manquants.

John posa Galacticia avec une grande douceur et demanda à Bob de couper l'alimentation électrique des 5 patins endommagés afin d'éviter les échauffements et des mouvements intempestifs possibles avant la pose des vérins.

Immédiatement, les techniciens « sol » se glissèrent sous le vaisseau avec une plaque recouvrant les patins bloqués et fixèrent les deux vérins.

- Tout est OK, annonça la tour de contrôle. Bienvenue. Vous pouvez ouvrir les portes et commencer le débarquement.

Les véhicules collectifs permettant de transporter 15 personnes arrivaient progressivement. Une vingtaine étaient déjà présents. Céline avait bien travaillé. John et son comité de direction tenaient à saluer tous les terriens avant leur sortie. Ils étaient avec leurs accompagnantes et accompagnants habituels.

Une réunion générale était prévue la semaine suivante avec tous les rescapés et la totalité du personnel de Galacticia. Cela correspondait aussi à la fin officielle de la mission de John et du personnel de bord.

Beaucoup d'émotions pour les nouveaux arrivants étonnés par la forme des véhicules et le bâtiment du spatiodrome. Surprise également pour l'absence de bruit. On entendait juste un petit sifflement des systèmes de conditionnement d'air des engins de transport. Déjà un autre monde !

La programmation du débarquement prévoyait la sortie de 50 personnes toutes les 5 minutes. Tout devait être terminé pour 11H avec un échelonnement évitant les attentes pour les terriens et les accompagnants. Ne restaient à bord que les équipes techniques et le comité de direction donc chaque membre allait commencer à travailler sur son rapport jusqu'à 12H30, heure à laquelle John avait prévu un déjeuner très amélioré pour tout le monde à l'exception des cuisiniers qui seraient tout de même conviés pour boire la coupe finale de l'amitié. Une soixantaine de personnes, ce qui laissait tout de même une impression de vide au sein de cet immense appareil.

Après avoir salué un à un tous les membres de l'équipage, John fit une allocution d'accueil :

« Bonjour les amis,

Même si nous n'avons pas été épargnés avec de graves problèmes, vos comportements ont été largement à la hauteur des attentes. Vous avez effectué le travail avec des comportements qui ont permis d'éviter encore plus de complications. Quel que soit le niveau, les tâches ont été exécutées et je tiens à vous exprimer toute ma reconnaissance en soulignant l'honneur pour moi d'avoir eu à vous diriger.

La prise en charge des terriens va se dérouler durant plusieurs semaines mais notre mission sera clôturée par la réunion générale de la semaine prochaine. Il vous reste l'après-midi pour finaliser la remise en ordre du vaisseau et, d'ailleurs, les équipes du spatiodrome ne vont pas tarder à arriver pour vous aider.

J'ai prévu de remettre les systèmes de fermeture au directeur du spatiodrome à 18H.

Dans l'immédiat, profitez de cet excellent repas préparé par nos talentueux cuisiniers avec des produits frais de notre pays livrés ce matin.

Bon appétit et recevez à nouveau mes remerciements les plus chaleureux ».

Suivirent les inévitables applaudissements. Le repas fut très convivial et accompagné par une douce musique de fond. Une table était dédiée au comité de direction avec une ambiance très riante : même Ange-Marie et Christine discutèrent ensemble longuement. Sans doute une des raisons pour laquelle cette dernière dit à John en se levant à la fin du repas :

- Commandant, votre épouse est une grande stratège !

L'après-midi a donc été consacrée aux rangements et nettoyages. A 16H30, dernière check-list et à 17H, John fit une inspection générale. De retour au poste de pilotage un peu avant 18H, il retrouva son comité de direction et le directeur du spatiodrome était présent.

- Monsieur le directeur, tout est en ordre, confirma John. Nous pouvons sortir.

Le petit groupe quitta le vaisseau et John remis au directeur la carte du commandant permettant l'accès au vaisseau et comprenant aussi tous les codes confidentiels. Avant de rentrer dans son véhicule, John se retourna pour regarder Galacticia avec un double sentiment : heureux que tout se termine bien mais un peu triste de voir cette page se fermer.

- Allez, lui dit Ange-Marie, la nostalgie est mauvaise conseillère et nous devons accueillir les enfants dans 1H.

Grand moment de joie pour les retrouvailles avec un dîner où les parents donnèrent à leurs enfants de nombreuses informations sur la mission. La petite famille se coucha un peu tard.

- Bon, dit Ange-Marie, avec un sourire coquin, on est fatigués mais notre chambre attend que nous fêtions le retour !

Pas difficile d'imaginer la suite.

Chapitre 31

LA REPRISE

Le lendemain, bien qu'en congés, John ne pût s'empêcher de passer à son bureau en fin de matinée, bien décidé à mettre au courant Céline de l'essentiel de la mission. Il programma donc son véhicule qu'il était content de retrouver. Comme d'habitude, une circulation fluide qui lui permit d'arriver en moins de 20 minutes. Il frappa à la porte du bureau de son assistante. Pour l'occasion, John lui fit deux grosses bises :

- Ah chef, dit-elle, que je suis contente de vous revoir. Je ne m'y attendais pas car SCHMITT m'avait dit que vous aviez une semaine de congés. Je pensais aller vous accueillir au spatiodrome, mais, finalement, j'ai préféré gérer les opérations d'ici. J'espère que vous pourrez m'en dire un peu plus maintenant car nos contacts ont été brefs et ce sacré SCHMITT n'a pas été très bavard,
- Pas de souci, répondit John, si vous êtes libre à déjeuner, je vous raconterai tout en détail. Vous verrez, on a eu chaud ! En tous cas, bravo pour la

parfaite organisation du débarquement et des transferts,

- Sur l'organisation du retour, SCHMITT a été très directif en s'occupant de détails qui n'étaient pas toujours de son niveau. Enfin, soupira-t-elle, un chef est un chef ! Pour le reste, comme toutes les femmes, je ne suis pas curieuse mais tout de même impatiente de savoir…
- C'est normal dit John en souriant. Avant d'aller déjeuner, rien de spécial durant ces 5 semaines ?
- J'ai surtout été dérangée par les appels de vos contacts qui voulaient me faire parler. Comme je ne savais rien et, en prime, était mise sur écoute, je me suis contentée de vous en dresser la liste car je pense que vous devriez les rappeler en leur précisant, si cela ne vous dérange pas, que vous ne m'aviez rien dit. Au fait, votre remplaçant a été très gentil et coopératif.
- OK, je vais les rappeler en leur disant. Bon, on va manger un morceau ?

Pendant tout le déjeuner, John lui raconta l'essentiel de la mission avec les incidents.

- Mince alors, dit-elle, j'ai bien failli ne pas vous revoir !
- Avec un large sourire, John répliqua en disant : vous auriez peut-être eu un chef plus jeune et…libre !
- Je vois que vous n'avez pas perdu le sens des âneries dérisoires. Excusez-moi, chef, mais ce n'est pas malin de me dire des choses pareilles !
- Je plaisantais, Céline. L'humour c'est tout de même une forme d'intelligence de la vie. Cela dit, pour vous récompenser de votre patience et de votre

fidélité, je vous ai invitée pour la réunion générale de la semaine prochaine. Il y aura tout le monde et probablement le ministre des Affaires Sidérales. Vous verrez ainsi comment j'ai dû apprendre à travailler sans vous.

- Je suis certaine que votre épouse a été une merveilleuse assistante, répliqua-t-elle avec ironie.

Ce dialogue, illustre les résultats de l'empathie. Les deux interlocuteurs se placent dans la vision de l'autre ce qui facilite le dialogue, la compréhension, le respect réciproque tout en valorisant le « non-dit ».

- La réunion se tiendra mardi à 15H et je passerai vous prendre avec ma femme,
- Merci beaucoup pour cette invitation que j'accepte avec grand plaisir. Comme, moi, je ne suis pas en congés, je retourne travailler et c'est vraiment gentil de m'avoir informée dans le détail.

Sur ce, John passa saluer monsieur SCHMITT.

- Je suis vraiment heureux de vous revoir, dit immédiatement monsieur SCHMITT. J'ai trois nouvelles : deux bonnes et une moins bonne ! La 1ère est que le ministre a doublé votre prime. La seconde est que vous êtes promu à l'échelon supérieur. Désormais, vous êtes comandant de bord « hors classe ». Toutes me félicitations. La moins bonne est que je suis promu également et que je reste votre N+1 !

Bonne rigolade et préparation de la journée du mardi qui devait durer au moins une heure et être suivie d'un « pot » convivial. Vaste rencontre de plus de 2500 personnes tout de même sans compter les représentants de la presse. Les jours suivants furent tout de même actifs : finalisation des rapports, beaucoup de contacts holographiques avec la liste des appels de Céline, la famille, les amis et…la presse qui, informée par un communiqué du ministère, voulait absolument rencontrer le couple.

- Si cela ne t'agace pas, demanda John à Ange-Marie, j'ai envie de demander à Christine de venir nous aider. Mieux vaut faire venir ces journalistes en une seule fois. Qu'en penses-tu ?
- Bonne idée et je ne doute pas qu'elle acceptera avec plaisir, confirma Ange-Marie avec un sourire plein d'ironie.

La rencontre avec la presse eut lieu le lundi à 11 heures. Tout se passa bien et Ange-Marie, toujours aussi stratège, demanda à Christine de rester pour le déjeuner.

Arriva la réunion générale. Beaucoup de monde et d'excitations. Le ministre commença son allocution :

« Bonjour à tous,

C'est avec un grand plaisir que je suis parmi vous. Je sais qu'il y a encore des moments un peu difficiles à passer pour les terriens. Les préparations, comme les formations, ne peuvent pas effacer rapidement tous les souvenirs et toutes les émotions. Nous sommes là pour continuer à vous aider au cours de cette transition un peu délicate. Un conseil : regardez devant car la meilleure façon d'obtenir un bel avenir est de le créer soi-même. Les nouvelles de la Terre sont de plus en plus mauvaises et il était grand temps de vous secourir. Je sais que certains nous reprochent de ne pas avoir porté secours à certains membres de leurs familles et à quelques amis. Sachez que nous sommes tenus de respecter les lois universelles de la Création. La principale raison de nos refus provient d'un niveau vibratoire défaillant. Ce n'était pas leur rendre service et encore moins aux habitants de Terra Nova. A l'identique de ce que font les organismes vivants, il était indispensable de se protéger. Soyez assurés que notre empathie générera la compassion nécessaire.

Ce rassemblement est aussi pour moi l'occasion de féliciter et de remercier tous les membres de l'équipage de Galacticia. Les épreuves ont été très nombreuses, périlleuses et cette équipe a tenu bon à tous les points de vue. Cette mission illustre totalement les effets d'une bonne maîtrise de l'intelligence émotionnelle associant une vision prenant en compte les données de la spiritualité. Ils ne sont pas présents mais notre gratitude va aussi aux concepteurs et réalisateurs du vaisseau ainsi qu'aux équipes techniques qui ont travaillé sans relâche pour trouver les bonnes solutions.

Comme toujours, nous avons délégué nos pouvoirs à un responsable de mission qui a grandi l'image de notre pays et de notre planète. Présentement, il s'agit de monsieur John CARTER à qui je demande de me rejoindre sur ce plateau ».

Très surpris, John se leva après avoir constaté un petit sourire de monsieur SCHMITT. Une salve d'applaudissements jusqu'à ce que John se trouve en face du ministre. Ce dernier poursuivit :

« Monsieur CARTER, au nom du gouvernement fédéral, j'ai l'honneur de vous décerner la décoration du Mérite Planétaire ».

Le ministre agrafa la médaille sur la tenue de commandant de bord de John. Ce dernier, très ému, étonné, avec les yeux mouillés, mis un peu de temps à trouver ses mots. Heureusement, les applaudissements en donnèrent un peu .

- Monsieur le ministre, c'est un très grand honneur et beaucoup de bonheur pour moi tout en sachant que je n'ai fait que mon devoir en mettant mes compétences à la disposition de notre pays et des terriens. Cette médaille, je veux la partager avec mon équipe en mentionnant particulièrement mon épouse. Depuis de nombreuses années, ses suggestions m'ont conduit au dépassement. En leurs noms à toutes et à tous, je tiens à vous exprimer toute notre gratitude.

L'émotion de John était très forte et il ne put en dire plus. Il n'arrivait plus à parler. Il rejoignit son siège après avoir essuyé rapidement ses yeux. Une nouvelle anticipation d'Ange-Marie : elle avait prévu le mouchoir ! Il l'embrassa puis serra chaleureusement la main de monsieur SCHMITT, sans oublier la bise en passant devant Céline forcément très fière d'avoir un tel chef ! Le ministre poursuivit :

« Malgré tous les dangers rencontrés, cette mission a été un réel succès. Les accompagnantes et accompagnants vont poursuivre leur travail durant trois mois et je remercie par avance monsieur CARTER de rester à leur disposition car je suis persuadé que certains terriens auront encore besoin d'assistance.

Je convie les terriens et tous les participants, notamment la presse, à partager le verre de l'amitié. Que l'harmonie réside dans la conscience et le cœur de chacune et de chacun ».

Des applaudissements authentiques et une réunion qui se poursuivit verres à la main pendant plus d'une heure dans une atmosphère très conviviale et, forcément, un peu bruyante. Ange-Marie fit remarquer à John que certains rescapés n'étaient pas encore très à l'aise, semblant toujours perturbés par cette arrivée sans retour possible.

- Je sais, dit-il. Les accompagnants sont un peu débordés, souvent pour des questions matérielles de prise en mains des équipements mais cela n'est pas le plus grave. Je pense que nous aurons à intervenir plus lourdement pour certains, notamment sur les aspects psychologiques. C'était prévisible et, en plus, il ne peut venir que de mauvaises nouvelles de la Terre. C'est ainsi et les rescapés ne pourront plus avoir de contacts avec les relations qu'ils avaient là-bas. Entre les guerres, les pénuries, la pollution générale, la fin est proche. D'ailleurs, un de mes collègues m'a prévenu qu'il allait faire très rapidement un rapatriement de nos derniers compatriotes sur place. J'espère qu'il aura moins de problèmes que nous.
- Tu ne vas plus être sollicité, j'espère ? demanda-t-elle. Mince, on a déjà donné !
- Aucun risque car je dois rester à disposition des 2000 que nous avons sauvés.

Le ministre partit et la réunion prit fin.

Chapitre 32

LES TECHNIQUES D'INTÉGRATION

Comme anticipé, une cinquantaine de cas difficiles sont apparus chez les terriens. Sur Terra Nova, les traitements qu'on appelle sur Terre les T.C.C.[50]sont nettement plus évolués, particulièrement pour l'hypnose. Mais rien ne peut fonctionner sans la volonté et l'accord du patient qui sont impératifs.

Céline dut programmer plusieurs visites pour John à la demande des accompagnants. Des moments difficiles car la coopération des terriens concernés était souvent loin d'être acquise. Il s'agissait souvent de personnes isolées, sans environnement familial. Elles s'étaient pourtant préparées depuis longtemps, avaient été sélectionnées pour leur compatibilité vibratoire. Mais arrivées sur place, elles se sont heurtées à un phénomène malheureusement classique : la perte de sens. L'harmonie est souvent tout au bout du chemin et la longue route peut provoquer une perte des repères. Il fallait faire en sorte de les ouvrir à leur intuition, cette dernière étant souvent polluée par le mental.

---

[50] **T.C.C.** : Les thérapies cognitivo-comportementales apprennent à identifier et à modifier les pensées négatives.

Convaincre, c'est affaiblir : John devait donc d'abord écouter et, ensuite, suggérer. Il était indispensable d'effectuer des répétitions, de donner du temps, de faire venir des interlocuteurs ayant, si possible, rencontré ce genre de difficultés et les ayant surmontées. Plus facile à dire qu'à faire car il fallait trouver des personnes permettant au patient de s'identifier. Un des leviers consistait à répertorier la motivation d'activités et faire en sorte que ce dernier y souscrive de lui-même.

Tout ceci prenait beaucoup de temps à John qui dépassait régulièrement ses horaires normaux. Cela provoquait des questions d'Ange-Marie :

- Tu as beaucoup de patientes ?
- Je trouve que tu es bien curieuse, lui dit John,
- Je ne suis pas curieuse mais j'aime bien savoir,
- Sois tranquille, poursuivit John, beaucoup d'hommes et…des vieilles ! D'ailleurs, à ce sujet, au niveau des assistantes et des assistants, il y a pas mal de relations qui se poursuivent plus sur un plan sexuel que sur celui du travail,
- Bah, la nature est ainsi faite ! dit Ange-Marie en riant.

Les semaines passèrent avec, globalement, une évolution satisfaisante. De nombreux terriens avaient souscrit à une activité professionnelle avec, dans la plupart des cas, une formation intense de mise à niveau. Les formations sur le plan spirituel, quant à elles, s'intégraient convenablement à la vie sociale.

CONCLUSION

Sur Terre, les catastrophes annoncées surgirent : les conflits nucléaires ont achevé les dérèglements climatiques. S'en est suivi un basculement des pôles générant une destruction quasi-totale de toute forme de vie. L'humanité terrienne s'acheminait vers une extinction définitive avec, malheureusement, beaucoup de souffrances.

Les lois universelles de la Création s'appliquaient avec la dimension karmique : les effets sont la résultante des causes. Les avertissements n'ont pas manqué pendant plus d'un siècle. La loi karmique a tout de même permis à quelques milliers de personnes d'être épargnées et de pouvoir poursuivre leur incarnation ailleurs.

Tout savoir doit être accompagné des valeurs spirituelles pour parvenir à une évolution harmonieuse. Sur Terre, les avancées technologiques ont dépassé le niveau de maîtrise des individus : une spirale qui ne pouvait que conduire à la destruction.

« L'unité de l'univers est une réalité que le mysticisme pressent et que la science établira »

(Raymond BERNARD)

TABLE DES MATIÈRES

www.ingramcontent.com/pod-product-compliance
Lightning Source LLC
LaVergne TN
LVHW010924051026
849532LV00003B/832
* 9 7 9 1 0 4 2 8 0 3 6 5 0 *